WENN EINE WELT ZERBRICHT

Vom Leben nach einem Schicksalsschlag

Mecklenburger Buchverlag GmbH

Zur Erinnerung an meine
Schwester Vera

Heide schreibt ein Buch........

Am blauen Meer – 27 Grad im November - ich liege in der Sonne unter Palmen. Das ist für mich Erholung pur vom Saisonstress Mai bis Oktober in Deutschland.
Seit 24 Jahren erlebe ich Höhen und Tiefen des Selbstständigseins im Gastgewerbe in meinem kleinen Hotel in Mecklenburg/Vorpommern. Ich bin selbst und ständig in Bewegung, meistens vierzehn bis sechzehn Stunden am Tag. Umso mehr genieße ich die kurze Urlaubszeit in vollen Zügen. Und sehr gern auch einmal nichts zu tun – auf einer Sonnenliege räkeln und ins Meer springen.
In den ersten Jahren, nach der Eröffnung meines Hotels, war an Sonnenbaden im November nicht zu denken.
Aber jetzt liege ich in der Sonne, ich träume. Ich träume meistens nicht von der Zukunft – vielmehr von vergangener Zeit. Denn so, wie mein Leben ist, bin ich zufrieden.

In solchen Momenten lasse ich gern mein Leben Revue passieren: die Kindergarten-, Schul- und Lehrzeit, die Vorfreude auf den ersten Kuss, das Kennenlernen des Traumprinzen ... eben den ganzen Verlauf. Besonders gern denke ich an die schöne Kinderzeit zurück, die ich mit zwei älteren und einer jüngeren Schwester auf dem Land verbringen durfte, die aber auch ein Wermutstropfen belastet: die viel zu kurze Zeit mit meiner Schwester, die nur knappe 15 Monate älter war als ich. Aus einem schönen Traum wird dann immer schnell Wehmut. Ich stelle mir vor, wie es wäre, wenn sie hier bei mir sein könnte, wenn sie so etwas Schönes erleben könnte. Ja, wenn ... wenn sie vor 43 Jahren nicht in diesem B 1000 (Barkas – ein Kleinbus für Personentransport mit 1000 Kubikzentimetern) gesessen hätte. Ein Kleinbus mit sieben hübschen und sehr jungen Mädchen und einem jungen Familienvater, der dieses Fahrzeug lenkte. Vielleicht

wäre alles anders gekommen, hätte dieser eine andere Fahrtroute gewählt. Und warum war gerade diese Route die Heimfahrtroute? Hätte die Strecke nicht aus irgend einem Grund gesperrt sein können?
Wenn meine Schwester an diesem Tag unpässlich geworden wäre, durch Migräne, Ziegenpeter ... oder sonstige Wehwehchen, die ein Mitfahren unmöglich gemacht hätten. Das wäre in diesem Falle die Rettung gewesen. Sogar nach so einer langen Zeit stelle ich mir noch oft und immer wieder ähnliche Fragen.
Es war ein grauer Oktoberabend 1969 in Potsdam: Die Delegiertenkonferenz der Freien Deutschen Jugend (FDJ) war beendet. Ein Tag, auf den sich meine Schwester Liesel und ihre Mitstreiterinnen gefreut hatten. Ein Tag, fernab vom Schreibtisch und von vielfältigen Tätigkeiten, für alle sieben Lehrlinge des Landwirtschaftlichen Betriebes, eines Volkseigenen Betriebes für Getreidewirtschaft (VEB GW) in unserer kleinen Kreisstadt im Brandenburgischen. Lehrlinge, die wie meine Schwester Wirtschaftskauffrau lernten, im Büro, Labor oder in der Aufbereitung von Getreide ihrer Berufswahl nachgingen. Sieben hübsche junge Mädchen im schönen Alter um die achtzehn und neunzehn Jahre.
Alle freuten sich auf den Feierabend, auf Zuhause, auf Familie und Freunde. Auch meine Schwester Liesel wurde erwartet – sehnlichst sogar. Bald würde sie ihrem Peter in die Arme fallen. Sie waren verlobt, unendlich verliebt und glücklich im höchsten Maße. Ihr Peter – neun Jahre älter, hatte endlich seine ganz große Liebe gefunden. Mir ist selten so ein glückliches Paar begegnet. Ein Paar, das sich von den Augen ablas, was der andere gerade dachte und fühlte. Auf einem Fest in seinem Dorf, das nur wenige Kilometer von unserem entfernt war, hatten sie sich kennen und sofort lieben gelernt. Obwohl Peter vom Typ sehr zurückhaltend und ruhig war und nicht gern tanzte, forderte er seine Liesel auf, sah ihr in die Augen und wusste: „Das wird meine Frau.“ Es klingt wie

in einem Märchenbuch: „Sie waren glücklich, so glücklich, dass sie seitdem jede Stunde ihres Lebens gemeinsam erleben wollten." Auch so an diesem Oktoberabend.

„Ist sie wieder bei ihm in Raschdorf geblieben? Warum findet sie den Weg nach Hause nicht?" Unsere Mutti war ungehalten, dass Liesel mal wieder nicht nach Hause kam. Sie hatte nichts dagegen, wenn Liesel am Wochenende bei ihm war, aber während der Woche, wenn sie früh am morgen zum Lehrbetrieb fahren musste, wollte sie Liesel zu Hause wissen. Für Mutti gehörte es eben zur familiären Ordnung und eines gewissen geregelten Ablaufes für die täglichen Aufgaben im Lehrbetrieb und der Familie.

Vielleicht sah sie es auch in der Hinsicht, dass Liesel im Haushalt ihre allergrößte Stütze war. Mit ihren achtzehn Jahren schmiss sie nämlich schon den Haushalt mit all seinen Facetten. Sie war bereits die Hausfrau in Perfektion. Sehr familiär, lieb, gutmütig, fleißig - sie konnte kochen, backen, einwecken, stricken, bügeln ...
Alles, was sie anfasste, gelang ihr. Vor den schwierigsten Koch- und Kuchenrezepten schreckte sie nicht zurück. Sogar an einen Brandteig wagte sie sich erfolgreich heran. Von Hefeteig, der mir heute noch nicht gelingt, ganz zu schweigen. Sie hatte absolut goldene Hände.

In der Schule hatte sie in keinem Fach Lernschwierigkeiten. Die naturwissenschaftlichen Fächer waren ihre Lieblingsfächer. Das konnte ich überhaupt nicht verstehen, denn für mich waren sie ein Gräuel. Ihren Schulabschluss absolvierte Liesel mit Bravour. Zu meiner Bewunderung gehörte, dass sie von jeglicher mündlichen Prüfung befreit war. Ihre Abschlussnote der 10. Klasse lautete „Eins". Für mich unvorstellbar. Ich, die Quirlige – ganz das Gegenteil von meiner großen Schwester.

Denke ich da nur an den Schulchor. Dort standen wir beide meistens in einer Reihe. Sie still, ich unruhig und manchmal etwas vorlaut. Da lag es nahe, dass es zu Hause ausgewertet wurde und ich mich maßregeln lassen musste. Natürlich versprach ich dann jedes Mal Besserung, die mir aber meistens nicht gelang. Ganz im Gegensatz zu Liesel bekam ich ständig die Note *drei* im Betragen auf dem Zeugnis. Im Bewertungstext unterschiedlicher Klassenlehrer stand meistens: „ ... Heide ist eine lebhafte Schülerin ...“. Ich schaffte es nicht, wie mein Vorbild „Liesel“ zu sein.

Für Liesel war es keine dankbare Aufgabe, nach der Schule mit mir Mathe zu pauken. Mutti hatte es angeordnet, damit ich in dem Fach auch wenigstens eine *drei* auf dem Zeugnis erreiche. Obwohl sich Liesel die größte Mühe gab, begriff ich es einfach nicht, was sie ganz und gar nicht verstehen konnte. „Es ist doch alles so logisch und einfach“, musste ich mir anhören. Oft kam es vor, dass ich dann in Wutausbrüche geriet und sie anschrie: „Ja, für dich, aber nicht für mich. Ich kann nichts dafür, dass ich das nicht begreife.“ Abends gab es dafür gehörig Schelte von den Eltern, besonders von Mutti. Sie war es, die uns hart aber herzlich anpackte und auf Disziplin und Ordnung bestand. Aus heutiger Sicht kann ich nur dankbar dafür sein.

Peter wartete an der Pforte Liesels Ausbildungsbetriebes. Sie hatten sich auch an diesem Abend verabredet. Wie schon oft, wollte er sie mit dem Motorrad abholen, und sie wollten die Nacht bei ihm verbringen. Zeitverloren spürte er nicht mehr, wie lange er schon gewartet hatte, nur, dass er ihrem Erscheinen ungeduldig entgegen sah und darüber die Zeit vergessen hatte, als ihn der Lichtstrahl eines hellen Autoscheinwerfers traf. Ein Wartburg fuhr in schnellem Tempo auf die Eingangspforte zu. Hastig wurden die Tore geöffnet und ebenso wieder geschlossen. Ein zweites

Fahrzeug traf ein, blieb aber vor der Pforte stehen. Zwei Herren scheinbar mittleren Alters stiegen eilig aus und liefen in das Bürogebäude. Plötzlich waren viele Fenster hell erleuchtet. Peter sah ein geschäftiges Hin- und Herlaufen mehrerer Personen. Er lief zum Fenster des Pförtners, um herauszubekommen, was Anlass dieses geschäftigen Treibens sein könnte. Ihm wurde heiß und kalt. Hatte es etwas mit dem Ausbleiben des Betriebsfahrzeuges B 1000 zu tun, indem er seine Liesel herbeisehnte? Der Pförtner war nicht ansprechbar. Das Telefon, ein großer schwarzer Kasten mit einer hohen Gabel klingelte, sobald er den Hörer wieder auflegte, erneut. Zu dieser Zeit sehr ungewöhnlich. Es war Feierabendzeit. Privattelefone gab es nur wenige. Das Telefonieren war hauptsächlich von öffentlichen Einrichtungen oder von wenigen Telefonzellen möglich. In den Gemeinden bei der Poststelle, Gemeindebüros, Schulen, Gaststätten, beim Bäcker, Fleischer oder sonstigen Verkaufseinrichtungen, über das zur damaligen Zeit zum Glück noch fast jede Gemeinde verfügte. Aber auch sozial höher gestellte Persone hatten die Priorität einen Fernsprecher zu besitzen. Oft kam es vor, dass sie bei enormer Wichtigkeit um ein Telefonat gebeten wurden. Selten hatte ein kleiner Ort eine Telefonzelle: Es handelte sich damals um ein kleines gelbes Häuschen, in dem Telefonbücher auslagen und das einen Münzautomaten mit einer Wählscheibe besaß.

Es musste etwas Ungewöhnliches geschehen sein. Ein Polizeiauto mit vier Polizeibeamten fuhr heran. Peter stellte sich einem Polizisten in den Weg. „Sagen Sie bitte, ist mit dem B 1000 etwas passiert?“ „Ja, aber wir können noch nichts Genaues sagen. Wer sind sie eigentlich?“, bekam er mürrisch zur Antwort. „Ich erwarte meine Verlobte, die mit diesem Fahrzeug kommen müsste – wir sind hier verabredet“, entgegnete Peter. „Wir haben eine Meldung über einen schlimmen Verkehrsunfall zwischen Potsdam

und Henningsdorf. Wahrscheinlich handelt es sich um das Fahrzeug dieses Betriebes hier." Peter rang nach Luft, nein, nein, das kann nicht sein, das glaube ich nicht. Tausende Gedanken liefen plötzlich durch seinen Kopf. Er klopfte an die Pförtnertür. Den Mann darin hatte er schon oft gesehen, wenn er vor dem Tor auf Liesel gewartet hatte. Er erinnerte ihn an seinen Großvater. Ein liebenswerter, sanftmütiger älterer Herr. „Na, mein Junge, ich weiß, du erwartest deine liebe Liesel. Ich kenne sie, ist sie doch hier im Betrieb ein angesehenes junges Fräulein. Alle mögen ihre unkomplizierte freundliche Art. Und das sie FDJ-Sekretärin ist und heute ein Referat auf der FDJ-Delegiertenkonferenz in Potsdam hielt, kommt nicht von ungefähr."
Eine innere Unruhe und Aufgeregtheit liess Peter diese Worte kaum aufnehmen. Er dachte nur – lieber Gott lass es nicht wahr werden. Lieber Gott, auch wenn ich dich bisher noch nie angerufen habe, bitte lass meine Liesel am Leben sein! Der Pförtner bot Peter einen heißen Tee an, den der gedankenversunken austrank – aber welche Sorte es war, hätte er auf Nachfrage nicht einzuschätzen gewusst.
Was soll ich nur tun?, fragte Peter immer wieder sein Innerstes. Die Uhr im Pförtnerhäuschen ging bereits auf 21.46 Uhr. „Was soll ich nur tun?", platzte es jetzt laut aus ihm heraus. „Fahr nach Hause mein Junge – komme morgen früh wieder. Ich werde sehen, was ich für dich heraus bekommen kann – ich werde meine Augen und Ohren für dich offen halten!" Die sanften und mitleidigen Worte des Pförtners drangen verzerrt wie aus dem Jenseits gesprochen an Peters Ohr.

Darauf folgte eine schlaflose Nacht für Peter. Ein vollständiger Film über die vergangene schöne Zeit zu zweit lief vor ihm ab. Wie oft hatte er mit Liesel hier in diesem Bett gelegen, hatte sie streicheln und liebkosen können. Immer, wenn sie zusammen waren, gab es nur sie beide. Alles um sie herum war ausgeblendet – es gab nur sie als ein Liebesknäuel,das sich langsam im Takt und immer nach ein und derselben lieblichen Liebesmelodie bewegte. Und sie fühlten sich jedes Mal, wie auf einem anderen Stern, wo es keine Uhrzeit gab, wo die Zeit immer nur für sie angehalten wurde und wo sie zu einer Symbiose des Glücks zusammenschmolzen und im Liebesuniversum schwebten.

Und nun schloss Peter die Augen und sah nur graue Wolken vorüberziehen. Alles war in Nebel gehüllt, dumpfe Schreie schallten durch die Nacht. Es war ihm, als hörte er aus diesen Schreien die Stimme seiner Liebsten heraus, die seinen Namen rief. Sein Herz schlug schnell, und er hatte das Gefühl, als würde es jeden Moment zerspringen. Langsam öffnete er die Augen und sah graue Nebelschwaden an seinem halb geöffneten Fenster vorüberziehen. Das Hähnekrähen ließ ihn vermuten, dass es auf fünf Uhr ging. Das kannte er aus früheren schlaflosen Nächten. Schnell sprang er aus dem Bett, zog sich an, trank hastig ein Glas Milch und griff nach dem Motorradschlüssel, der wie gewöhnlich am Schlüsselbrett im Flur hing. Auf der Spiegelkonsole fand er einen Notizblock und einen Bleistift. Seinen Eltern hinterließ er die Notiz: „Sorgt euch nicht, etwas ist mit Liesel – bin bald zurück“.

Nebel lag dicht auf den Wiesen zu beiden Seiten der Straße. Peter störte es nicht, er spürte keine Nässe und keine Kälte, nur Leere. Die sechs Kilometer bis zum Pförtnerhaus hatte er wie in Trance hinter sich gebracht. Der Pförtner klopfte ihm freundlich auf den Rücken und gab ihm den Rat, zum Volkspolizeikreisamt zu fahren."Sei stark mein Junge“, gab er ihm mit auf den Weg.

Im Volkspolizeikreisamt herrschte bereits geschäftiges Treiben. Der Diensthabende, der ihm Einlass gewährte, nach seinen Personalien und den Anlass seines Erscheinens fragte, bot ihm eine Tasse Kaffee an. Gedankenverloren trank er den Kaffee und erschrak, als ein Herr in Uniform in der Tür erschien. Er begrüßte Peter sehr freundlich. „Wie stehen sie zu der Verunglückten?", fragte dieser. „Wir sind seit einem halben Jahr verlobt", antwortete Peter. „Leider muss ich ihnen eine traurige Mitteilung machen. Ihre Verlobte ist bei einem Verkehrsunfall sehr schwer verletzt worden – aber seien sie beruhigt, sie gehören zu den Glücklichen, denen ich mitteilen darf, dass ihre Verlobte überlebt hat". „Sie lebt also." Mehr wollte Peter in diesem Moment nicht hören, dann fiel er in ein lautes, aber erleichterndes Schluchzen. „Ich bin ja so froh, so froh, Herr... ?" „Scholz, mein Name, guter Mann", erwiderte dieser. „Eine bessere Nachricht konnten sie mir nicht geben, Herr Scholz, aber wie konnte so etwas passieren? Ich habe gehört, dass alle weiteren Insassen dieses Kleinbusses tot sind, stimmt das?" „Leider ja", bekam er zur Antwort. „Von den sieben Mädchen ist die sechste in dieser Nacht verstorben, wobei die anderen und der Fahrer sofort tot waren. Ihre Verlobte liegt auf der Intensivstation im Krankenhaus Henningsdorf . Nach meinen Informationen ist sie nicht bei Bewusstsein."

Bei einem Unfall diesen Ausmaßes galt zur damaligen Zeit eine Nachrichtensperre. Solche und ähnliche Vorfälle unterlagen dem Geheimnisschutz. In den Medien wurde nicht darüber berichtet. Sogar die Angehörigen bekamen nur einige Details offeriert. Peter jedoch wurde von dem Herrn in Uniform informiert, dass ein Lastkraftwagen mit Anhänger, die beide mit Fliesen beladen waren, der Unfallverursacher war. Der Lastkraftwagen gehörte einer Firma aus der Nähe der Unfallstelle, die Fliesen verschiedener Art produzierte. Der Anhänger des Lastkraftwagens hatte sich in dem Moment gelöst, als sich der Kleinbus auf gleicher Höhe im Gegenverkehr befand. Beide stießen frontal aufeinander,

wobei sich die schwere Ladung verschob und auf den Kleinbus prasselte.
Es war ein Unfall verheerenden Ausmaßes. Die meisten Insassen wurden aus dem Fahrzeug geschleudert und durch die schweren Teile, die herumflogen, massiv verletzt.

Peter bedankte sich bei Herrn Scholz. Dieser tröstete ihn mit den Worten „Ich hoffe und wünsche Ihnen, dass alles gut wird, seien Sie stark!" Als er aus dem Volkspolizeikreisamt auf die Straße trat, hatte er das Gefühl, keinen Boden mehr unter den Füßen zu haben. Von der Telefonzelle, die glücklicher Weise nur 150 Meter entfernt war, rief er seinen Chef an, um sich für diesen Tag zu entschuldigen. Sein Chef, Rudi Krahl, den er eigentlich nur Rudi nannte, zeigte großes Mitgefühl und riet ihm zu einigen Tagen Urlaub. Dafür war Peter außerordentlich dankbar. Er machte sich sofort auf den Weg zu seiner Liesel.

Etwa zur gleichen Zeit klopfte es an der Haustür unserer Eltern. Sie hatten sich an diesem Tag einige Minuten verspätet und wären bereits auf dem gemeinsamen Weg zur Arbeit gewesen. Aus diesem Grunde etwas ungehalten, öffnete unsere Mutti die Tür und erschrak beim Anblick dreier Herren mit einer würdevollen Mine. Die Herren: der Bürgermeister, der Abschnittsbevollmächtigte Polizist unseres Ortes und der Chef des Ausbildungsbetriebes von Liesel waren die Überbringer der schlimmen Nachricht, die am selben Morgen schon Peter hinnehmen musste. Die Herren bemühten sich, unseren Eltern so schonend wie möglich, die Geschehnisse zu schildern und: sie sollten sich nicht zu sehr aufregen, denn immerhin ist ihre Tochter die einzige Überlebende von den acht Insassen des Unglückfahrzeuges und sicher bestünde die berechtigte Hoffnung, dass sie das überlebt. Unsere Mutti, schon immer sehr mitfühlend mit Krankheit und Tod anderer Menschen, rang nach Fassung, betraf es doch ihre eigene Tochter. „Woher wollen Sie die Erkenntnis nehmen, dass sie das überlebt? Was soll werden? - Wie soll ich das verkraften? - Warum gerade Liesel? - Warum, warum, warum ...? Das überlebe ich nicht!" Ihre Schreie schienen kein Ende zu nehmen, und sie versank in einem unendlichen Tränenausbruch. Unser Vati, etwas gefasster, hatte große Mühe sie zu beruhigen und war besorgt um ihre Gesundheit, die schon damals nicht die beste war. Mit rotem Kopf und steigender Nervosität versuchte er immer wieder Mutti zu beruhigen. Er, der eigentlich kein Mann war, der große Emotionen zeigen konnte, war auch jetzt den Tränen nahe. Aus dem Schlafzimmer holte er einen großen Stapel Taschentücher, kochte Tee und versuchte wieder klare Gedanken zu fassen. „Wir müssen zu Liesel ins Krankenhaus", erklärte er. Einen Personenkraftwagen (PKW) gab es in unserer Familie zu dieser Zeit noch nicht. Eine Tante und ein Onkel fuhren mit den Eltern dort hin, nachdem sie unsere Eltern telefonisch auf ihrer Arbeitsstelle entschuldigt hatten. Sie waren in der glücklichen Lage, auch ein Telefon zu besitzen.

In der Nacht nach dem Unglück hatte ich Nachtdienst im Reichsbahnamt Neustrelitz. Ich hatte meine Lehrzeit bereits beendet und seit zwei Monaten eine Arbeit als Assistentin des Brigadedispatchers angetreten, die mich ausfüllte und mir riesigen Spaß machte. Die Nachtschicht forderte, wie die Früh- und Spätschicht, eine Regelmäßigkeit und Fülle von Arbeitsabläufen, die für einen reibungslosen Zugverkehr zwischen Stralsund, Rostock und Berlin notwendig waren, so dass nie Müdigkeit und Langeweile aufkommen konnte. So war ich nach Beendigung der Nachtschicht entsprechend müde und freute mich auf mein Bett und das frische Brötchen, das ich mir immer aus dem Bäckerladen, der auf meinem Heimweg lag, holte. Mein Arbeitgeber hatte für mich ein möbliertes Zimmer mit einer Waschschüssel und

Toilettenbenutzung bei einer alten, schrulligen Zimmerwirtin angemietet. Das Zimmer war ca. sechs Quadratmeter groß und hatte einen kleinen grünen Kachelofen, den meine Zimmerwirtin auf meinen Wunsch anheizte. Mein Schlaf nach einer Nachtschicht stellte sich meistens schnell ein. Kaum eingeschlafen, ließ mich lautes Klopfen an meiner Zimmertür aus den süßesten Träumen aufschrecken. Ein Telegramm wurde mir hereingereicht. „Muss wichtig sein", meinte Lady Marotte. So nannte ich meine Zimmerwirtin insgeheim, weil sie solche Marotten hatte, wie heimlich zu rauchen, wenn ihr Mann zur Arbeit ging, mich zu beschnüffeln und ansonsten sich nur gebrechlich zu geben. Nachdem ich ihre Vorliebe entdeckte, durch das Schlüsselloch meiner Zimmertür zu schnüffeln, polsterte ich dieses mit Watte aus. Einen Zimmerschlüssel gab es sowieso nicht. Marotte konnte immer und zu jeder Zeit in mein Reich. Und das nutzte sie auch öfter aus, als mir lieb war. Nie war ich sicher, ob sie nicht sogar meine Briefe über Wasserdampf geöffnet hatte.
Ich fühlte mich trotzdem wohl, in meinem ersten eigenen Zuhause. Hier konnte ich schalten und walten, wie ich wollte. Und so sehr ich mir gewünscht hatte, so schnell wie möglich von unserem langweiligen trostlosen Dörfchen wegzukommen, so gern fuhr ich immer wieder dorthin zurück.
An diesem Tag allerdings nicht so gern, nachdem ich die Zeilen auf dem Telegramm gelesen hatte: „Liesel schwer verunglückt". Ich konnte es irgendwie nicht richtig in einen Zusammenhang bringen. Noch gestern bin ich mit meiner Schwester, mit unserer Bimmelbahn in die Kreisstadt gefahren, wonach sie zu ihrem Ausbildungsbetrieb ging und ich den Zug nach Neustrelitz nahm. Jetzt brachte mich dieser zurück und alles sollte anders sein …? Nein, das konnte ich nicht glauben.

Um nicht auf den nächsten Bus zu warten, strampelte ich die acht Kilometer bis nach Hause mit meinem Fahrrad.

Meine Aufregung, die Ungewissheit und Traurigkeit ließen mich keine Anstrengung spüren. In unserem Haus, das am Dorfeingan lag, traf ich niemanden an. Also radelte ich dorfauf zur Oma, der guten Seele unserer Familie.

Sie hatte uns alle in ihr Herz geschlossen. Wir liebten sie. WIR, dazu zählte in unserem Dorf: Die sechsköpfige Familie ihrer Tochter – unsere Familie: mit Mann und vier Kindern und die sechsköpfige Familie ihres Sohnes: mit Frau und vier Kindern. Ein weiterer Sohn war „ausgewandert" – lebte am Rande von Berlin mit seiner Familie, zu der zwei Söhne gehörten. Damit sie in ihrem großen Haus nicht so allein war, wurde ihr bis zu ihrer Lehrzeit unsere große Schwester zur Seite gestellt. Danach wohnte ich bei ihr.

Oma war gerade mit den Vorbereitungen des Mittagessens beschäftigt. Wir fielen uns in die Arme. „Ja, Mädel, das Leben ist manchmal sehr ungerecht", gab sie mir auf meinen fragenden Blick, selbst sehr traurig wirkend, zur Antwort. Ihre Schwester, die im Ort die Post verteilte und als Erste telefonisch über das Unglück informiert wurde, hatte ihr die Nachricht bereits überbracht, und sie saß bei meinem Eintreffen noch gedankenverloren bei einer Tasse Kaffee an ihrem großem Küchentisch, an dem sich im Laufe des Nachmittags nach und nach so ziemlich alle Familienmitglieder versammelten. Oma hatte auf ihrem Kohleherd Wasser für Kaffee bereitet und Streuselkuchen aus einem dicken Steintopf gezaubert.

Auch Peter war inzwischen aus dem Krankenhaus zurückgekehrt. Er schien sichtbar erschöpft und unendlich traurig. In seinen Augen stand die Angst und Sorge um seine geliebte Liesel.
Lange hatte er sie durch die Glasscheibe auf der Intensivstation angeschaut. Sie lag mit geschlossenen Augen da und es war

ihr kaum anzusehen, dass sie enorme Verletzungen haben könnte. Zu gern hätte er ihre Hand in die seine genommen, doch er durfte nicht zu ihr. Sie war an Geräten angeschlossen, die er noch nie in seinem Leben gesehen hatte.

Zwischen uns am Tisch Versammelten gab es immer wieder lange Momente des Schweigens. Sie alle waren fassungslos und mitgenommen. Einer wollte den anderen trösten, betraf es doch jeden im Raum. Alle dachten wie ich und einige brachten es sogar laut zum Ausdruck, dass sie sich gewünscht hätten, dass Liesel plötzlich durch irgendeinen Umstand verhindert gewesen wäre und die Fahrt nicht angetreten hätte. Es wollte nicht in die Köpfe, dass so etwas wirklich passiert war und warum es gerade sie traf. Jeder hatte Liesel gern und hoffte im Stillen auf einen guten Ausgang. Ich selbst war mir immer noch nicht sicher, ob das alles wirklich passiert war. Das konnte doch nicht sein! Dazu noch so ein schweres Unglück. So etwas ist in unserer Umgebung noch nicht vorgekommen. Niemand wollte das so richtig glauben und wahr haben.

Unsere Oma war es, die die Situation etwas entspannte. „Denkt nur an die anderen Familien, die ihre Lieben für immer verloren haben – denen viel Leid gebracht wurde. Lasst uns Gott danken, dass Liesel am Leben ist. Vielleicht ist es ein ganz besonderes Zeichen. Schließlich ist sie eine sehr starke Person – sie wird es schaffen!" Diese Behauptung stellte sie überzeugend in den Raum.

Lange noch saßen wir alle nachdenklich, traurig und mit roten, feuchten Augen da. Niemand sah auf die Uhr. Die Zeit schien stehen geblieben zu sein. Plötzlich wurde die große schwere Haustür aufgerissen. Unsere älteste Schwester Johanna durfte aus gegebenem Anlass von der Arbeit früher nach Hause. Sie hatte die Mitteilung des Unglücks erst am

Nachmittag in ihrem Betrieb, einem Geflügelaufzuchtbetrieb, erreicht. Kreideweiß stand sie da, starrte uns an und wurde plötzlich von einem Weinkrampf geschüttelt, den keiner von uns in der Lage war, zu entkrampfen. Christel, die jüngste von uns vier Schwestern traf als letzte ein. Sie war auf den Linienbus angewiesen. In unserer Kreisstadt, hatte sie im September eine Friseurlehre begonnen. Im Friseursalon hatte sie Gespräche von einem schweren Verkehrsunfall am Vorabend aufgeschnappt. Sie war entsetzt ob der Aussage, dass so viele junge Menschen aus dem Ort und der Umgebung um's Leben gekommen seien. Keinen Augenblick wäre es ihr in den Sinn gekommen, dass unsere Schwester betroffen war. Die Nachricht hatte sich wie ein Lauffeuer herumgesprochen. Es wurden ihr immer mehr Details durch Friseurkunden bekannt, denn so eine Institution galt damals wie heute als ein gewaltiges Nachrichtenkommunikationszentrum.

Während noch immer alle gedankenverloren da saßen, sprang plötzlich Vati auf. „Muss Hühner füttern." Vati war nie ein Mann von großen Worten. Auch dafür liebten wir ihn. „Ja, nun heißt es erst einmal abwarten. Wir können an der Situation nichts ändern!", versuchte Oma zu beruhigen. Sie war aus unserer Familie, Gott am nächsten. Alle anderen vertrauten nicht sehr auf ihn. Schon gar nicht jetzt, nach diesem Schicksalsschlag. Er hatte das Unglück nicht verhindert. Wo war er? Warum mussten so viele junge Menschen sterben? Wie sich später herausstellte, waren zwei junge Mädchen schwanger. Welch eine Tragödie – damit waren sogar neun Menschenleben zu beklagen. Und der Fahrer des Fahrzeuges war kurz vor dem Unglück zum zweiten Mal Vater geworden. Zwei kleine Menschenkinder waren plötzlich aufs tragischste dazu verurteilt, ohne ihren Vater richtig kennen zu lernen, ins Leben zu gehen.

Peter machte sich mit seinem Motorrad auf den Heimweg. Sein Elternhaus im benachbarten Raschdorf, war nur wenige Kilometer von unserem Dorf entfernt. Seine Eltern, die bereits im Rentenalter und nicht mehr bei bester Gesundheit waren, erwarteten ihren Sohn schon seit Stunden sehnsüchtig. Peters Mutter litt häufig an Atemnot. Seinem Vater fiel die Arbeit in Haus und Garten nicht mehr leicht. Beide hatten Zeit ihres Lebens ihre Kräfte in der Landwirtschaft verbraucht.

Das Abendessen stand bereits auf dem Tisch. Trotz der Notiz am Morgen, hatten sie ihren Sohn und Liesel zum Abendessen erwartet. „Was ist mit Liesel? – Was hat deine Nachricht auf dem Zettel, den wir heute Morgen vorgefunden haben, zu bedeuten?" Peter berichtete mit gebrochenen Worten und feuchten Augen von den Geschehnissen und warum er am Abend spät nach Hause gekommen war, als sie schon schliefen und warum er bei Morgendämmerung schon wieder aus dem Haus ging. Er erzählte, dass ihm sein Chef einige Tage frei zugesprochen hatte, er im Krankenhaus und dann bei Liesels Familie war. Von alledem berichtete er mit langen Pausen. Immer wieder von Angst und Sorge überwältigt, rief er sich selbst zur Standhaftigkeit. Er wollte nicht preisgeben, wie es in seinem Inneren zugeht. Die Eltern, die ihren Sohn am besten kannten und wussten, wie sehr er seine Liesel liebt, vermieden es darum, ihn noch eingehender zu befragen. Die Mutter konnte ihre Tränen nicht unterdrücken und brach in ein nicht mehr enden wollendes Weinen aus. Sie rang nach Luft. Ihre Atemnot, an der sie in letzter Zeit immer häufiger litt, machte Peter Sorgen. Er öffnete schnell ein Fenster. Der frische Oktoberwind, der hinein wehte, schaffte es nicht, die Gedanken aufzufrischen und von der Tragik abzulenken. Peter holte ein Glas Wasser, reicht es seiner Mutter und strich über ihr bereits ergrautes Haar, um sie zu beruhigen. „Nächste Woche fahren wir zum Arzt, deine Luftknappheit

ist beängstigend. Aber jetzt sollten wir zu Abend essen", lenkte er ab, ging in die Küche und bereitete wie allabendlich den Pfefferminztee aus den Blättern, die sie hinter dem Haus angebaut und getrocknet hatten.
Seine Liesel liebte dieses abendliche Ritual mit dem Pfefferminzgeruch. Schon waren die Gedanken wieder bei ihr. Bei allen dreien stellte sich kein Appetit ein, was sich in der darauffolgenden Zeit nicht änderte. Noch lange saßen sie ziemlich wortlos da. Keiner wusste, wie er den anderen trösten könnte.

Die Ungewissheit brachte Peter auch in der folgenden Nacht keinen Schlaf. Der Uhrzeiger bewegte sich bereits auf drei Uhr, als ihn ein kurzer oberflächlicher Schlaf überfiel, er jedoch das Gefühl hatte, keine Minute geschlafen zu haben. Völlig zermürbt und ausgelaugt von den schönen Bildern von einer schönen, harmonischen Zweisamkeit mit seiner Liesel, die in der Nacht wie ein Film an ihm vorüber gezogen war, begann er sehr früh den neuen Tag. Er hatte in dieser Nacht keine Erinnerung an einen Tag, in dem sie stritten oder nicht einer Meinung waren, an dem sie nicht in Harmonie lebten. Sie kannten sich jetzt seit eineinhalb Jahren. An Liesels achtzehnten Geburtstag im letzten Februar hatten sie sich verlobt. Auch die Bilder dieses wunderschönen Tages liefen in der Nacht an ihm vorüber. Er sah immer und überall seine Liesel mit ihren Grübchen auf der rechten und linken Wange, die ihr freundliches Wesen noch lieblicher machten. Er sah, wie stolz sie auf den hübschen Verlobungsring war und wie sie die darauf folgende Nacht im Glücksrausch verbrachten, was beide noch nie in ihrem Leben vorher so erfahren hatten. „Wenn ich im Februar meine Lehre beendet habe, bestellen wir das Aufgebot, nicht wahr Peter!" Hatte sie ihm glückselig ins Ohr geflüstert. Sie konnte es nicht erwarten, endlich eine eigene Familie und vor allem Kinder zu haben. Sie war mit ihren achtzehn Jahren einfach perfekt und wie geschaffen dafür. Sie freute sich auf ein ständiges Zusammensein, das sie in seinem Elternhaus geplant hatten. Um sechs Uhr klopfte Peter an die Tür seines Chefs, Rudi Krahl, um sich trotz der genehmigten Auszeit nochmals zu entschuldigen. Als dieser ihn sah, brauchte Peter nichts zu sagen, dennoch sprudelte es aus ihm heraus: „Ich muss unbedingt noch einmal ins Krankenhaus. Ich brauche Gewissheit, wie es wirklich um Liesel steht." „Aber selbstverständlich, keine Frage, fahre los mein Junge", erwiderte sein Chef. Peter war, wie seine Liesel beim Chef und den Kollegen sehr beliebt. „Pass auf dich auf!", bekam er noch mit auf den Weg. Wind und Regen trotzend, fuhr er mit seinem Motorrad durch den frühen Morgen.

Im Krankenhaus angekommen führte ihn sein Weg sofort auf die Intensivstation. Liesel war nicht in dem Zimmer,, in dem er sie noch gestern vorgefunden hatte.
Eine Krankenschwester kam ihm auf dem langen Flur entgegen. Er bat um Auskunft, worauf sie ihn zum Platznehmen in einen Raum bat. Sie wolle nach dem Stationsarzt sehen. Die Zeit kam ihm unendlich lang vor. Nach zwanzig Minuten, die ihm wie zwei Stunden erschienen, betrat ein Herr im weißen Kittel den Raum. Er erkundigte sich nach dem Status zu der Verunfallten und stellte für Peters Empfinden peinliche, intime Fragen. Wahrscheinlich wollte er herausbekommen, ob es sein kann, dass Liesel schwanger ist. Untersuchungen hatten das noch nicht ausschließen können. Zur damaligen Zeit gab es noch keine Pille. Der Arzt machte medizinische Aussagen, deren Worte Peter nicht einordnen konnte, und er hatte das Gefühl, dass dieser absichtlich um den heißen Brei redet, um ihn nicht unnötig zu beunruhigen. Jedoch musste er erfahren, dass erhebliche innere Verletzungen vorliegen, sie nicht bei Bewusstsein ist, er aber zu ihr darf. Der Arzt führte ihn auf eine andere Station, wo seine Liesel allein in einem Raum mit wenigeren

Geräten, als noch gestern, gebettet war. Regungslos lag sie da, die Augen geschlossen. Ihr Gesicht war etwas geschwollen, der rechte Arm war vollständig verbunden. Einige Schläuche ragten unter der Bettdecke hervor, die in Beuteln, am Bett befestigt, endeten.
Der Arzt machte noch einige karge Ausführungen zu ihrem Zustand wie: „Ich kann noch nicht sagen, ob wir sie gänzlich stabil halten können. Es sieht so aus, als würde eine leichte Verbesserung ihres Zustandes eintreten. Sie dürfen sie besuchen, so oft sie möchten."

Mein Liebstes, da liegt es, erkennt mich nicht und ich muss hilflos zusehen. Unerträgliche Gedanken schüttelten Peter. Er setzte sich an ihr Bett, nahm ihre Hand und küsste sie vorsichtig. Ihre Hand war warm. Er hielt sie noch lange fest umschlossen. Mit roten feuchten Augen sah er sie unaufhörlich an. „Warum? Warum ist das Schicksal so hart mit uns, mein Liebes? Die Welt schien uns so unbeschwert, leicht und schön", flüsterte er leise. In der Hoffnung, dass die Mediziner hier alles für sie tun würden, ging er schweren Herzens von ihr. Draußen im Park überkam ihn ein Weinkrampf. Er plumpste auf eine Bank und ließ seinen Tränen freien Lauf, unbekümmert, ob Menschen vorbeigingen, unbekümmert, ob es einem Mann würdevoll anmutet oder nicht.

Die Krankenhausbesuche wiederholten sich täglich. Nach der Arbeit fuhr Peter mit seinem Motorrad zum Krankenhaus, saß stundenlang an Liesels Bett, in der Hoffnung, sie wacht auf und erkennt ihn. Er wünschte sich so sehr, dass er sie in die Arme nehmen kann und alles wie früher ist. Woche um Woche ging es so weiter. Ihr Zustand blieb unverändert, aber ihr Bewusstsein kam nicht zurück. Die Ärzte bestätigten ihm, dass sie ein starkes Herz besitzt und den inneren Willen zu leben, ansonsten hätte sie längst verloren. Auch, dass sie, die Ärzte bereits alles medizinisch Notwendige versucht hätten, sie wieder herzustellen. Peter kannte seine Liesel und wusste um ihr starkes und gutes Herz. Er war sich sicher, es schlägt für ihn allein. Sein Herz jedoch wurde täglich schwerer. An einigen Tagen hatte er das Gefühl, es würde vor Schmerz zerspringen. In seiner Brust verspürte er dann plötzlich Schmerzen und er hatte das Gefühl, schwer Luft zu bekommen. Dann versuchte er schnell nach draußen an die frische Luft zu gelangen und an nichts zu denken. Das allerdings war das Schwierigste überhaupt. Ein Mann, gibt sich keine Blöße. So wurde es männlichen Personen in dieser Zeit suggeriert. Selbst krank sein, nein, dass war für ihn ausgeschlossen. Und so verdrängte er die Ansage seines Körpers jedes Mal.

Tägliche Abfolge: Arbeit und Krankenhausbesuche wurden zur Hauptaufgabe seines Daseins. Nach den Besuchen im Krankenhaus schaute er oft bei unseren Eltern vorbei. Gemeinsam sprachen sie sich Trost zu. Gemeinsam hieß es immer wieder, abwarten. HOFFNUNG war das gewichtige Wort und der tägliche Begleiter allen Denkens. Unsere Mutti hatte gehörig Halt unter den Füßen verloren. Sie litt sichtbar um ihr liebes Kind und ihre große Stütze. War es doch Liesel, die den Großteil des Haushaltes und viele damit in Verbindung stehende Dinge erledigte.

Heute fühle ich mit dem Herzen einer Mutter noch tiefer, wie es in ihr ausgesehen haben muss. Denn, Ähnliches blieb auch mir nicht erspart, als mein geliebter Sohn im Alter von erst vierundzwanzig Jahren an Krebs erkrankte. Einige Jahre danach musste ich noch einmal wegen erneuter Krebsdiagnose um ihn bangen. Zum Glück hat er beide gut überstanden. Ich hoffe und wünsche mir absolut nichts sehnlicher, dass es so bleibt und ihm das gute und feste Fundament seiner lieben Familie weiterhin Kraft und Gesundheit geben wird.

Weihnachten 1969: Unsere Schwester Liesel lag nach elf Wochen noch immer im Krankenhaus Henningsdorf. Mit Informationen ihren Zustand betreffend, waren die Ärzte dort sehr verhalten. Warum sie noch immer nicht bei Bewusstsein war, umschrieb man so, dass wir alle es nicht verstehen konnten. Oder sollten? An manchen Tagen brachte Liesel einige Wortfetzen hervor. Mutti hatte mir mitgeteilt: Liesel hätte meinen Namen genannt, ich solle zu ihr fahren, vielleicht erkennt sie mich! Das hatte ich bisher vermeiden wollen. „Ich möchte sie so, wie ich sie kenne in meinem Bewusstsein halten", setzte ich dagegen und dabei wollte ich es vorläufig belassen. Ich wollte und konnte,sie nicht leiden sehen.

In meinen Gedanken sah ich sie ständig, wie am Morgen des Unglückstages: Sie hatte sich auf den Tag gefreut. Ihre Rede, die sie als FDJ-Vorsitzende ihres Betriebes auf der Konferenz halten sollte, hatte sie tagelang studiert. Weil sie der Worte mächtig war und keine Probleme bzw. Lampenfieber hatte, vor Hunderten von Menschen zu sprechen, gab sie sich ruhig wie immer.

Ich hatte an den Weihnachtstagen Dienst, was mir nicht ganz unrecht war. Dienst an Weihnachten wurde außerdem angenehm vergütet. Niemand wartete auf mich. Mein Freund tat zu dieser Zeit seinen Dienst bei der Nationalen Volksarmee. Er bekam keinen Weihnachtsurlaub, weil die jungen Soldaten mit Familie Vorrang hatten.
Die Stimmung zu Hause war verständlicher Weise getrübt. Die Tränen unserer Mutti zu trocknen, fiel mir immer schwerer. Mein Repertoire an tröstenden Worten war ziemlich erschöpft. Sie tat mir unendlich leid und mir war klar, dass sie besonders an Weihnachten wieder an die schwere Zeit denken wird, unter welch schwierigen Umständen ihre Zwillinge Liesel und Lotte auf die Welt gekommen waren und wie man sich um sie bemüht hatte.

Über die Geburt der Zwillinge Liesel und Lotte am 9. Februar 1951 einem sehr kalten, verschneiten Wintertag erzählte sie uns, dass sie, im siebten Monat schwanger, plötzlich von sehr starken Wehen überrascht wurde. Für sie begannen äußerst schmerzvolle Stunden. Schnell wurde nach der Hebamme gerufen. Weil es aber an diesem Tag viel geschneit hatte und sie nicht wie üblich mit dem Fahrrad aus dem Nachbarort kommen konnte, sollte unser Opa ein Pferd vor den Schlitten spannen und sie abholen. Er, der gelernte Schlachter, war aber zu der Zeit bei einer Hausschlachtung. Das Fell wurde gerade vom Schwein gezogen und danach gab es immer einen kräftigen Schluck aus der Flasche. Er war nicht in der Lage dazu. Zum Glück hatte sich ein Nachbar bereit erklärt und die Schlittenpartie übernommen.

Frau Käding, die Hebamme, fand eine Kreischende mit sehr starken Schmerzen vor. Schnell wurde klar, dass der Geburtsprozess bereits begonnen hatte. Unsere Tante, die nebenan wohnte, kam zur Hilfe. Ein Arzt konnte in kürzester Zeit nicht mobil gemacht werden. Nach langem Kampf war ein kleines Mädchen geboren. Die Worte der Hebamme „das war noch nicht alles", ließ unsere Mutti weniger vor Freude als vor Schmerzen schreiend und ermattend in die Kissen fallen. Das es zwei waren, damit hatte sie nicht gerechnet. Das zweite Baby lag quer und musste unbedingt in die Geburtslage gebracht werden. So wurde der Wohnzimmertisch als Geburtsunterlage umfunktioniert, damit die stämmige Hebamme besser agieren konnte. Mit großen Mühen und unbändigen Schmerzen der Gebärenden, gelang es ihr, das zweite Baby unbeschadet auf die Welt zu holen. Zwei Winzlinge mit jeweils um die 500 Gramm, wurden schnell in Watte gewickelt und in einen Schuhkarton an den warmen Wohnzimmerofen gestellt. Mir erscheint es noch heute unglaublich, dass sie sogar kurzzeitig bei geöffneter Tür in die Ofenröhre gestellt worden waren. Die

Zweitgeborene „Lotte“ hatte keine Lebenskraft. Alle Mühen für sie waren umsonst. Sie verstarb einen Tag nach der Geburt. Und als endlich der alte Landarzt Dr. Conrad eintraf, kam die Hilfe für sie bereits zu spät. Er hatte die Entbundene gründlich untersucht und ihr die Einweisung ins Krankenhaus nahe gelegt. Doch sie wehrte ab, indem sie ihm zu verstehen gab, dass sie froh sei, das alles überstanden zu haben und den Rest nun auch noch meistern würde. Aber, wenn er ab und zu vorbeischauen könnte, wäre sie froh und glücklich, besonders wegen der kleinen Liesel. Aber die Hebamme war täglich an der Seite von Mutter und Kind. Keine Schneewehe war ihr zu hoch, wenn sie aus dem Nachbarort Seedorf zu Fuß herüber kam. Sie hatte die beiden nicht aus den Augen gelassen, sich rührend und erfolgreich um sie gekümmert. Das Honorar dafür war meistens materieller Art. Üblicherweise wurde mit Eiern, Hausgeschlachtetem oder selbst hergestellten Dingen wie Handarbeiten, Wein, Saft, Eingewecktem ... bezahlt.

Alle diese Dinge scheinen heute nicht angemessen genug, für den Aufwand, den die Hebamme mit Güte, Herzblut und Kompetenz betrieb. Liesel benötigte Tag und Nacht Aufmerksamkeit. Sie weinte sehr viel. Große Sorgen machte man sich um ihre Ernährung. Um Muttermilch zu saugen, war sie viel zu schwach. Es stand aber auch keine zur Verfügung. Das erklärte die Hebamme, als Folge der schweren Entbindung. Aber dann war sie es, die die rettende Idee für eine eventuell erfolgreiche Ernährung des Winzlings hatte. Eine junge Mutter, die sie kürzlich entbunden hatte, verfügte über einen starken Milchfluss, sie wäre in der Lage Milch abzugeben. Für die junge Mutter war es ein Relikt der Nachbarschaftshilfe. Ja, eine Selbstverständlichkeit und darum zögerte sie nicht lange und bot sofort ihre Hilfe an. Unserem Vati blieb nichts anderes übrig, als täglich die fünf Kilometer duch den Schnee zu stapfen, um die Milch der Amme herbeizuholen.

Mit einem Liebesperlenfläschchen wurde sie Liesel tröpfchenweise zugeführt. Das Wunder gelang, sie nahm die Milch auf und wurde allmählich stabiler. Es dauerte sehr lange, bis sie ein knuddeliges Baby wurde. Um so erstaunlicher war es später, dass aus dem Winzling ein gesundes Fräulein wurde, das gern wieder einige Kilos abgegeben hätte.

Alle waren besonders in der Weihnachtszeit mit ihren Gedanken bei Liesel. Auch ich verfiel in eine gewisse Weihnachtsmelancholie, besonders wenn ich viel Zeit zum Nachdenken hatte. Der erste und zweite Weihnachtstag ließ zumindest von sechs bis achtzehn Uhr keine Zeit dazu, weil mein Dienst mich vollkommen in Anspruch nahm. Ich hatte wie alle Diensthabenden, in meiner Schicht ein hohes Zugaufkommen der Route Stralsund – Berlin und Rostock – Berlin zu dispachieren. Es erforderte ein hohes Maß an Aufmerksamkeit.
Nach Dienstschluss ließ ich mir auf den Weg in mein neues und eigenes Zuhause bei frischer Luft, die mir zwölf Stunden gefehlt hatte, immer viel Zeit und nahm Weihnachtsatmosphäre um mich herum wohlwollend auf. Schon als Kind liebte ich es, die leuchtenden Weihnachtsbäume in den Gärten, den Balkonen und an den Fenstern zu betrachten. Es versetzte mich immer in eine wohlige und festliche Stimmung.

Meine Zimmerwirtin hatte meinen Ofen geheizt und mir sogar kleine Weihnachtsnaschereien ins Zimmer gestellt. Ein Fernseher gehörte damals noch nicht zu der Einrichtung eines „möblierten Zimmers".
Meine Freizeitbeschäftigung bestand hauptsächlich aus Lesen, Briefeschreiben, Handarbeit oder Besuch bei meiner Freundin Sigrid, die in der dramatischen Zeit öfter als sonst stattfanden. Sie waren für mich Halt- und Angelpunkt einer Freundschaft von besonderer Bedeutung. Das zeigte sich in ihrem Verständnis und dem offenen Ohr, das sie immer für

mich hatte. Und weil das auch heute noch so ist, bin ich froh und stolz, das wir uns kennen. Das sind immerhin bereits mehr als vierzig Jahre. Und darum hoffe ich und wünsche mir, dass wir im freundschaftlichen Einklang bis an unser Lebensende noch viele angenehme Zeiten erleben und wir gesund und munter bleiben.

Erschöpft vom langen Arbeitstag, wollte ich früh ins Bett gehen und kräftig ausschlafen. Dieses Vorhaben scheiterte, als meine Gedanken plötzlich bei der letzten schönen Familienfeier waren. Es war die Hochzeit unserer ältesten Schwester. Das Haus der Großeltern war immer der Ort für Feiern aller Art, weil er den meisten Platz dafür bot. Es war immer eine Wahnsinnsarbeit, Wohn- und Schlafzimmer auszuräumen, aber für unsere Familienfeiern packten wir gerne mit an. Besonders in der Vorfreude, an diesem Abend auf dem Dachboden schlafen zu dürfen, über den dann alle Schlafplätze verteilt waren. Einen sehr großen Anteil hatte natürlich Liesel. Sie war beim Kuchenbacken dabei, beim Kochen, der Tafelgestaltung ... bei allen wichtigen Dingen war sie die Hauptperson. Es war wie immer eine tolle Feier. Es wurde gut und viel gegessen, getrunken und zu späterer Stunde auch getanzt. Klar und deutlich hatte ich die Bilder vor Augen: Wie ich mit Liesel tanzte und wie ein Gast, der Freund des Bräutigams, sie mir entführen wollte, wie ich mich mit jugendlichem Gehabe dagegen werte und ich die beiden dennoch im Hof in einer dunklen Ecke stehen sah. Über diese Angelegenheit hatte sie nie mit mir gesprochen. Ich glaube, es war nur ein kleines Techtelmechtel. Zum Glück gab es bald eine Ablösug und die hieß: *Peter*. Davor gab es für uns aber noch ein schönes Ereignis. Schon bald nach der Hochzeit schenkten uns die Jungvermählten ein neues Familienmitglied. Ein kleines Mädchen berührte freudig unser aller Herzen. Schon in der Vorfreude darauf hatten Liesel und Oma Mützchen, Jäckchen und Handschühchen gestrickt. Für unsere Schwester Johanna bedurfte es keiner Bemühungen, für weitere Pullover, Röckchen oder Kleidchen für ihren kleinen Sonnenschein zu sorgen. Das erledigten die beiden mit Begeisterung.

Das Alleinsein in der Weihnachtszeit versetzte mich in ungewohnte Zustände. Freude, Trauer, Ängste ... wechselten sich ab. Gegenteilig, zur Kinderzeit, in der wir uns das ganze Jahr auf Weihnachten freuten. Obwohl wir wussten, dass jeder eine Puppe bekommt, war die Aufregung „wie mag sie dieses Mal aussehen, ist sie groß oder klein, was hat sie an?" riesengroß. Unsere Eltern waren nicht reich bemittelt. Jedes Jahr zu Weihnachten verkauften sie einen Sack Äpfel, von dessen Erlös sie dann die Puppen kaufen konnten. Dazu gab es noch einen bunten Teller für jeden und eventuell eine Kleinigkeit wie Mütze, Schal, ein Buch ...

Wir träumten davon, einen Puppenwagen zu besitzen. Nur einen, dessen Benutzung wir uns sogar geteilt hätten. Es blieb nur ein Traum. Dafür hat das Geld wohl nicht gereicht. Aber Vati hatte einmal zu Weihnachten für jeden ein Puppenbettchen gebaut und die Kissen dazu hatte Mutti unbemerkt genäht. Damit waren wir alle glücklich und zufrieden – ein kleiner Puppenwagenausgleich. Auch das sind Kindheitserlebnisse, an die ich mich noch heute gern erinnere. Jede von uns schätzte sich glücklich, ein Fahrrad sein eigen zu nennen, das Vati für jeden von uns zum Teil aus zusammengesuchten Materialien zusammengebaut hatte. Noch heute schwelgen wir Geschwister bei gelegentlichen Treffen in diesen Erinnerungen. So zum Beispiel „Der Heilige Abend", der immer ein Erlebnis von besonderer Bedeutung war: Die kleinen Rituale, dass es immer Kartoffelsalat und Bockwurst gab, Vati es sich nie nehmen ließ, für alle Nüsse zu knacken und Mutti für uns Apfelsinen zu pellen, waren Dinge, die einfach zu Weihnachten gehörten, mit denen wir glücklich und zufrieden waren.

Für Peter war die Weihnachtszeit 1969 die schlimmste seines Lebens. Sie bestand zum überwiegenden Teil darin, täglich viele Stunden am Bett seiner Liesel zu verbringen, ihre Hand zu halten und auf ein Wunder zu hoffen. Außer einigen Kathedern waren an ihrem Körper keine weiteren Apparaturen mehr angeschlossen. Sie lag in einem, wie ihm schien, zu kühlen Raum. Die Ärzte begründeten das mit dem leichten Fieber, das seit zwei Tagen bei ihr aufgetreten war.

Der Jahreswechsel verlief ähnlich wie Weihnachten. Alle waren nichts anderes als traurig und glaubten nicht mehr an ein Wunder.

Mitte Januar hatte ich mich nach weiterem Drängen der Eltern, endlich entschlossen, meine liebe Schwester zu besuchen. Schweren Herzens fuhr ich ins Krankenhaus. Ich fand sie allein in einem Raum, in dem drei Betten standen. Der Raum strahlte keine Atmosphäre aus. Er war karg, finster und kühl. Sofort hatte ich das Gefühl: hier ist sie einfach auf ein Abstellgleis geschoben worden. „Das darf nicht wahr sein! Warum hilft ihr niemand? Kümmert sich hier keiner?“ Diese Worte kamen laut aber nicht bewusst über meine Lippen. Niemand hat sie gehört - oder doch? Liesel sah mich mit großen leeren Augen an. Regungslos lag sie da. Ich wollte sie in die Arme nehmen, aber sie sah so zerbrechlich aus, dass ich es vorzog, ihr nur über die Wangen zu streicheln. Hatte ich da eben ein leichtes Lächeln in ihrem Gesicht entdeckt? „Liesel, hörst du mich?, Liesel, erkennst du mich?“ rief ich jetzt noch lauter. Sie zeigte keinerlei Regungen. Noch lange saß ich gedankenversunken an ihrem Bett. Mir war klar, dass mich dieser Besuch zerreißen und niemals loslassen würde. Genau darum wollte ich eigentlich nicht hierher. Ich wollte mir das Bild von meiner Schwester nicht zerstören lassen. Tränen kullerten über meine Wangen und ich musste mich beherrschen, Wehlaute von mir zu geben. Ich wollte Liesel

doch nur Freude bringen. Sie aufmuntern und sie aus ihrer Welt holen, in die sie noch nicht gehörte.
Heute noch sehe ich sie so da liegen. Ihr Gesicht war etwas geschwollen. Aber große äußere Verletzungen waren kaum zu erkennen. Sie sah so aus, wie ich sie bis dahin kannte. Mein Herz drehte sich bei dem Anblick, wie sie so da lag, so hilflos, regungslos und wortlos. Ich selbst war hilflos, konnte nichts für sie tun, rein gar nichts. Und das war das Furchtbarste an dieser Situation. Mein Herz wurde schwer und schwerer. Ich musste meine Gefühle unterdrücken, denn sonst hätte ich laut losgeheult. Vielmehr musste ich mich um positive Gedanken bemühen, wie: dass sie vielleicht doch noch einmal aufwachen würde. Und was geschähe, wenn, ja wenn ... Diese Gedanken wärmten kurzzeitig mein Herz. Ja, sie muss einfach wieder zu uns kommen. Das kann doch gar nicht anders werden. Wir alle brauchen sie unabdingbar.

Sehr lange saß ich an ihrem Bett, streichelte sie und dachte an vergangene Zeiten - was wir bis dahin alles erlebt hatten. Natürlich waren es nur die besonders guten Erlebnisse, die sich in den Vordergrund drängten. Erlebnisse, die uns eng verbanden. Ich erschrak aus meinen Gedanken, als plötzlich die Tür geöffnet wurde und Peter ins Zimmer trat. Auch an diesem grauen, feuchten Januartag hatte er es sich nicht nehmen lassen, nach der Arbeit mit seinem Motorrad hier her zu fahren. Müde und traurig sah er aus. Mein Verlangen, ihn zu trösten war über alle Maßen groß, aber es lähmte mich als ich in sein Gesicht sah. Obwohl er es wollte, konnte er seine Tränen nicht unterdrücken. „Wie viele Tränen habe ich schon vergossen. Ich wundere mich, dass sie noch nicht verbraucht sind - mir wären Freudentränen lieber, die berühren das Herz auf angenehmere Weise“, sagte er zu mir. „Mein lieber Peter, nicht nur in Gedanken an die schönen Zeiten, die wir gemeinsam zu viert erlebten durften, hoffe und wünsche ich inständig, dass Liesel gesund wird. Die besten Grüße und Wünsche soll ich dir von Dieter, meinem damaligen Freund, späteren Ehemann und Vater meiner beiden Kinder, ausrichten. Auch er wünscht sich die schöne Zeit zurück." Dann ließ ich die beiden allein.

Ich ging durch den langen grauen Krankenhausflur, Richtung Ausgang. Vorbei an abgewetzten Holzstühlen, die von viel Freud und Leid erzählen könnten, dachte ich noch, bevor ich mich durch meine innerliche Aufgewühltheit zitternd auf einen plumpsen lassen musste. Auch ich vertraute einem mein Leid an.
„WARUM" und „WARUM gerade LIESEL? – Bitte, macht, dass sie wieder gesund wird!" In einem jämmerlichen Ton Worte hauchend, saß ich zusammengekauert und heulend wie ein Hund da. Ich nahm nicht wahr, wer da vorbei ging und es war mir in diesem Moment sehr egal. Nach einer Weile setzte sich eine Dame im weißen Kittel zu mir und versuchte mich zu beruhigen. Ich sollte ihr erzählen, was los sei. Aber ich brachte keinen zusammenhängenden Satz heraus. „Wie kann ich ihnen helfen? Wohin müssen sie? Soll ich ihnen ein Taxi rufen?" fragte sie mich. „Nein, nein – ist alles in Ordnung", wehrte ich nur ab, erhob mich abrupt und verliess mit schnellen Schritten, gebäugt wie eine alte kranke Frau das Terrain. Nur weg, nur weg – nach Möglichkeit nie wieder hier her müssen, war mein Ansinnen.

Im Januar forderten unsere Eltern Aussagen über den derzeitigen Gesundheitszustand und die weiteren Behandlungsmaßnahmen von den Ärzten ein. Sie mussten hören, dass man nicht mehr viel für Liesel tun könne und sie medizinisch an den Grenzen des Möglichen angekommen wären. Damit wollten sich die Eltern nicht abfinden, und sie unternahmen Rücksprachen mit anderen medizinischen Einrichtungen. Sie kämpften um die Verlegung in die Charité nach Berlin.

Am neunten Februar, Liesels neunzehntem Geburtstag, war sie noch immer in Henningsdorf. Leider hatte sie auch von ihrem Geburtstag nichts mitbekommen, von dem vielen Besuch, der kam und von den vielen bunten Blumen, die ihr Zimmer schmückten. Ob sie den Duft wahrnahm? Ich weiß es nicht – hoffte und wünschte es nur. Eigentlich sollte es ein ganz besonderer Tag für sie werden. Der Tag ihrer Hochzeit, den sie nicht abwarten konnte, auf den sie sich gefreut und für den sie so viele Vorbereitungen getroffen hatte. Ihre „Aussteuer" war komplett. Darauf hatte sie hingearbeitet - jegliche ihr zur Verfügung gestandenen Mittel dafür verwendet. Die Geschenkewünsche zu Weihnachten, Geburtstagen sogar schon zur Jugendweihe waren auf die Aussteuer gerichtet. Geschirr, Handtücher, Bettwäsche … an alles hatte sie gedacht. Am liebsten hätte sie sich schon eine Babyausstattung angelegt. Aber davon hatte erst einmal unsere kleine Nichte abgehalten, für die sie ihre Bemühungen jeglicher Art eingesetzt hatte.

Die Verlegung in die Charité nach Berlin sollte noch im Februar stattfinden, zog sich dennoch zu lange hin . Dann kam der 26. Februar 1970:

Ich war an diesem Tag bei den Eltern zu Besuch. Wegen meines straffen Dienstplanes im Reichsbahnamt und meines eigenen Zimmers am Arbeitsort in Neustrelitz, kam das nicht mehr zu häufig vor. Am späten Nachmittag hatte ich im elterlichen Wohnzimmer die Kaffeetafel bereitet. Ich wollte sie damit überraschen und erfreuen. Die Eltern waren pünktlich von der Arbeit nach Hause gekommen. Seit dem Unglückstag im Oktober, hatten alle aus der Familie noch mit einer gewissen Appetitlosigkeit zu kämpfen. Darum hatte ich einen Apfelkuchen gebacken, der eigentlich immer Zuspruch gefunden hatte. Wir ließen es uns schmecken und ich versuchte dabei die Gespräche bewusst vom Thema

„Liesel“ in eine andere Richtung zu lenken. Ich erzählte von den letzten Besuchen bei meiner Freundin Sigrid und von den letzten gemeinsamen Erlebnissen. Ich berichtete von interessanten Geschehnissen an meinem Arbeitsplatz, von meinem Freund und vielerlei Dingen.
Doch die Stimmung änderte sich abrupt, als wir draußen am Gartentor zwei Frauen wahrnahmen.

Die Tage im Februar waren wieder länger geworden, es war noch nicht ganz dunkel. Durch das Wohnzimmerfenster hatte man immer einen angenehmen Ausblick in den vorgelagerten Blumengarten, an dem ein langer Weg zum Hauseingang vorbeiführte.
Wir sahen beide Frauen durch das Tor treten, und wir erkannten zwei unserer Verwandten aus dem Ort. „Gleich beide! Zu dieser ungewöhnlichen Zeit! Die bringen keine guten Nachrichten!“, rief Mutti erschrocken in dem Bewusstsein, dass eine der beiden telefonisch erreichbar, für die Familie als Nachrichtenempfänger für alle Angelegenheiten angegeben wurde. Sie hatte sogleich eine Vorahnung? „Liesel!“

Als sie in die entsetzten Gesichter der beiden eintretenden Frauen sah, schrie sie laut los: „Liesel! Eine der beiden nickte nur mit dem Kopf. Ohne ein Wort wusste Mutti sofort was geschehen war. Wie erstarrt sah sie die beiden einen Moment lang an und verfiel dann in lautes Schreien: „Nein, nein, nein, das kann nicht sein – helft mir, ich werde verrückt... !", Schluchzend brach sie zusammen. Es war die Meldung von Liesels Tod.
Einen langen Moment standen wir anderen wie gelähmt da. Weinend fielen sich beide Eltern in die Arme. Meine Gedanken überschlugen sich. Ich musste an die Luft. Draußen im Hof überkam auch mich ein Weinkrampf „Ich glaube das nicht, sicher haben sie sich geirrt, meine Schwester ist nicht tot, nein, das kann nicht sein, ich glaube das nicht, das ist ein Irrtum! Sie ist doch die einzige Überlebende gewesen! Sie hat doch nicht umsonst so lange überlebt. Nein, nein, nein!" rief ich weinend laut vor mich hin und lief dabei ständig um die Holzmiete, die im Hof stand, um mich abzureagieren.

Christel kam von der Arbeit nach Hause und erschrak bei dem Anblick, mich schreiend um die Holzmiete rennen zu sehen. „Was ist denn mit dir los?, Warum siehst du so verheult aus? Ist dir nicht gut?". Meine Antwort war nur: „Etwas anderes ist nicht gut – geh bloß nicht rein!" Ich konnte ihr nicht sagen, was geschehen war. Ihr Gesicht wurde bleich und mit großen Augen und mit den Worten: „Was ist denn wieder los?", ging sie ins Haus. Ich hatte nicht den Mut ihr zu folgen, aber draußen wurde es mir inzwischen zu kalt und so musste ich wohl oder übel ins Warme.
„Ich weiß nicht, was ich ohne Liesel machen soll! Warum gerade Liesel? Wie soll es weitergehen?", hörte ich Mutti wimmern. Jede Frage von ihr war auch für uns ein riesengroßes Fragezeichen. Im Moment wusste niemand, wie es weitergehen sollte. Auch nicht so recht, wie wir sie trösten sollten. Wir alle hatten selbst mit uns zu kämpfen.

Dann kam Peter. Er kam direkt aus dem Krankenhaus hierher. Nicht in der Lage, ein Wort über seine Lippen zu bringen, kauerte er sich im Wohnzimmer in einen Sessel und sah uns mit leeren, fragenden Augen an. Alle Tränen hatte er auf der Fahrt vergossenen. Sie hatten seinen Blick zeitweise so verschleiert, dass er in einigen Momenten außerstande war, weiterzufahren. Er wartete dann am Straßenrand, bis es ihm etwas besser ging.

Er berichtete, dass er Liesel nicht mehr in dem Raum, in dem sie noch gestern lag, vorgefunden hatte. Aufgeregt und voller Sorge, hatte er sich auf den Weg ins Zimmer des zuständigen Arztes gemacht. Auf dem langen Flur kam dieser ihm bereits entgegen und hatte ihn freunddlich in sein Dienstzimmer gebeten. Peter, anfänglich noch sehr ahnungslos und etwas zuversichtlich, wollte nicht glauben, was er da hören musste. Der Arzt hatte eine sehr dienstliche Miene aufgesetzt, dann etwas gezögert und sehr umständlich erklärt, dass Liesel ein sehr starkes Herz hatte, sie es sonst nicht so weit geschafft hätte und, und, und …, bis er zu der Aussage kam, dass sie verstorben sei.

Peter blieb die Sprache weg und er fühlte den Boden unter seinen Füßen schwanken, so als würde er auf Watte stehen. Damit hatte Peter nicht gerechnet. Er glaubte, Liesel sei in die Charité verlegt worden und hatte aus diesem Grunde eher kleine Glücksgefühle statt Traurigkeit verspürt. Der Arzt beteuerte dann nochmals, dass ihr Körper einen starken Lebenswillen aufbrachte, sie ein sehr starkes und gesundes Herz hatte, aber andere Organe ihre Funktionen aufgegeben hätten. Der Arzt reichte ihm die Hand, bekundete sein aufrichtiges Mitgefühl, und klopfte ihm dabei auf die rechte Schulter mit den Worten „Kopf hoch junger Mann – es ist sehr sehr traurig, aber das Leben muss weiter gehen – es wird weitergehen – ich wünsche ihnen viel Kraft, Sie sind noch jung!". Diese Worte nahm er wahr, als kämen sie aus weiter Ferne. Das wollte er nicht hören. Er wollte nur, dass Liesel lebt.

Es war eingetreten, was keiner gewollt hatte: Liesel wird nie mehr an unserem Tisch sitzen. Wir werden nie mehr ihr schönes Grübchenlächeln erleben. Sie wird immer und überall fehlen. Am allermeisten wird sie unserer Mutti fehlen. So dachten wir alle, und konnten nur schwer wieder einigermaßen klare Gedanken fassen. Sie waren notwendig, denn das Leben blieb für uns ja nicht stehen. Schwere Tage mit Behördengängen und Beisetzungsmodalitäten folgten. Zum ersten Mal in meinem Leben musste ich mich um Trauerkleidung kümmern. Anders als zur heutigen Zeit gehörte es damals zu den moralischen Tugenden: Wer trauert, zieht schwarz an.

Die Beisetzung war für uns alle der rabenschwärzeste Tag in unserem Leben. Sie fand erst drei Wochen nach Liesels Tod statt, weil sie vorher durch die Gerichtsmedizin untersucht worden war. Das war damals ein selbstverständliches Vorgehen. Angehörige wurden nur von dem Tatbestand informiert, von dem Ergebnis sehr spärlich. Die Milz war entfernt worden, das war bekannt. Aber welche inneren Verletzungen noch vorlagen, das wurde niemals richtig angesprochen, auch zum Schluss nicht. Angeblich war eine Lungenentzündung die Todesursache.

Der Tag der Beisetzung war ein sehr frostiger und trüber Februartag. Etwas Sonnenschein hätte Liesel an diesem Tag sehr wohl verdient. Unendlich viele Menschen hatten den kleinen Dorffriedhof gefüllt. Sie alle waren gekommen, um von unserer geliebten Schwester Abschied zu nehmen. Wie viele es waren – niemand hatte sich die Mühe gemacht, sie zu zählen – es waren Hunderte. Darin spiegelt sich die

Wertschätzung für das Liebste, das unsere Familie und Peter verloren hatten wider. Unter Blumen und Tränen wurde sie für immer gebettet. Ein ergreifendes Szenario, das ich nicht beschreiben kann, weil es mich nach dieser langen Zeit noch immer emotional tief berührt. Darum kann ich mich noch heute an viele Einzelheiten und sogar Worte erinnern. Am Schlimmsten empfand ich es, dass niemand in der Lage war, Mutti zu beruhigen. Wir hofften nur inständig, dass sie das gesund überstehen würde. Ihre Hörschwäche hatte in diesem Moment, so war jedenfalls mein Empfinden, sogar etwas Gutes. Denn immer wenn der Grabredner Worte gebrauchte wie „ ... für immer verloren ... für immer nehmen wir Abschied ... für immer ... wir werden sie nie vergessen ...“, konnten wir unseren Schmerz kaum unterdrücken, waren aber froh, dass die Worte nicht allzu deutlich ihre Ohren trafen.

So viele lebende Blumen gab es im Februar auf dem kleinen Friedhof noch nie. Liesels Grab war über und über damit bedeckt. So lebendig wie ihr Leben, waren die Blumen, mit denen man sie bedachte. Peters letzter Gruß bestand aus zwanzig roten Rosen, die mit einem weißen Schleier zu einem herzförmigen Blumenbukett gebunden waren. Vom Schmerz gekrümmt, legte er sie in die Nähe, wo er Liesels Herz vermutete und verabschiedete sich für immer mit einem Handkuss.

Heute, wo ich selbst Mutter bin, berührt mich der Gedanke, ein Kind zu verlieren noch sehr viel stärker, als ich damals mit unserer Mutti fühlen konnte. Das stelle ich mir als das schlimmste Erlebnis für eine Mutter vor. Erklärlich sind die vielen Schmerzen, Tränen, trostlosen Tage ... die für sie folgten. Nicht immer fanden wir die passenden Worte und wir alle aus der Familie waren nicht immer in der Lage so tief mit ihr zu fühlen, wie sie es vielleicht erwartet hatte. Am schlimmsten war es, dass man von unserem Wohnzimmerfenster nicht nur in den Vorgarten sehen konnte. Vis a vis auf der anderen Seite der Straße befand sich der kleine Dorffriedhof. Nur zu oft stand sie weinend am Fenster und wusste, in nur sechzig Meter Entfernung hinter der Friedhofsmauer lag ihr Kind. Ihr Schmerz und die Trauer in ihr, machten sie zerbrechlich. Sie konnte sich nur schlecht organisieren. Wie erwartet: Liesel fehlte ihr in jeder Situation und sie wusste nicht, wie sie es allein schaffen sollte, wie sie den Alltag bewältigen sollte. Die Zukunft erschien ihr hoffnungslos. So kam, was kommen musste, sie wurde krank. Schon bald konnte sie ihre Arbeit nicht mehr ausführen und wurde mit nur dreiundfünfzig Jahren invalidisiert.

Nicht sehr viel anders erging es Peter. Er klagte schon bald über Schmerzen in der Brust. Die Arbeit in der Landwirtschaft fiel ihm immer schwerer. Abends nach der Arbeit fühlte er sich ausgelaugt und schlapp. Seine Lebensfreude schwand und er zog sich vom Leben um ihn herum, mehr und mehr zurück. Im elterlichen Haus, in dem nur noch er als jüngster von insgesamt drei Geschwistern lebte, half er so gut er konnte und versuchte Vater und Mutter beizustehen, obwohl er selbst Hilfe am meisten gebraucht hätte. Er folgte keinen Einladungen mehr und ignorierte eine Zeitlang sogar Geburtstage in der Familie. Auch Feuerwehrbälle, Sommerfeste, Erntefeste … in den umliegenden Orten, auf denen er sonst nie fehlte, bedeuteten ihm nichts mehr. Sein Schmerz und seine Trauer hatten ihn fest im Griff, hatten ihn förmlich gelähmt. Er fiel von einem Depressionsschub in den anderen. Was er auch tat, seine Liesel war im Gedanken immer dabei. Obwohl er sich bemühte, gelang es ihm meist nicht, andere Gedanken zu fassen. Wie soll das weitergehen, was soll nur werden, wie soll es enden …?, dachte er oft. Er fand keine Antwort auf die vielen Fragen, auf die bohrenden Gedanken, die in seinem Kopf hämmerten. Am liebsten blieb er in seinem Zimmer, wollte keine Menschen sehen, wollte nichts hören von der Welt da draußen, die ihm so gemein, grausam und unmenschlich schien. Doch das Leben ließ es nicht zu, es stellte ihn vor neue Prüfungen.

Vier Monate war es her, nachdem sich Peter für immer von seiner Liesel verabschieden musste.
Es war ein warmer Juniabend als Peter, mal wieder ausgelaugt, von der Arbeit kam und dringend seinen Feierabend brauchte. Gewöhnlich war seine Mutter zu dieser Zeit in der Küche mit den Vorbereitungen des Abendessens beschäftigt. Dort fand er sie an diesem Abend nicht, Sie lag kreideweiß und kurzatmig auf der Couch im Wohnzimmer. „Ich habe das Gefühl, keine Luft zu bekommen", röchelte sie. Bei ihrem Anblick erschrak Peter. „Wo ist ihre Medizin, warum hast du sie ihr noch nicht gegeben, Papa?" Sein Vater saß hilflos im Sessel und wusste nicht, was er tun sollte. „Ich habe gehofft, dass du jeden Moment kommst, und nach einem Arzt telefonierst." Schnell öffnete Peter ein Fenster, verabreichte seiner Mutter die Medizin und hoffte, es würde sich bald eine Besserung einstellen. Ihre Atembeschwerden waren in letzter Zeit immer häufiger aufgetreten, verringerten sich aber meistens nach der Einnahme der Medizin, die sie verordnet bekam, als Peter mit ihr vor zwei Wochen einen Arzt in der Kreisstadt aufgesucht hatte. In Raschdorf, ihrem kleinen Wohnort, gab es nicht einmal einen medizinischen Stützpunkt, der auch Schwesternstation genannt wurde.
Als sich die Atembeschwerden seiner Mutter verschlimmerten, sann er panisch nach, wo er anrufen könne, um einen Arzt herbeizurufen.

Das LPG-Büro (Landwirtschaftliche Produktionsgenossenschaft) war bereits menschenleer.
Peter kannte selbstverständlich die Mitarbeiter und deren Wohnsitz. Darum gelang es ihm relativ schnell, eine

Mitarbeiterin ausfindig zu machen, die ihm den Zugang zum Telefon ermöglichte. Es verging dennoch eine halbe Stunde, bis ein Arzt verständigt und weitere fünfundvierzig Minuten bis dieser eingetroffen war. Der Zustand der Mutter schien immer kritischer zu werden. Auf ihren Lippen hatte sich weißer Schaum gebildet und die blassen Wangen waren eingefallen. Der Arzt musste eine bedrohliche Situation erkannt haben, denn er rief sofort nach einem Krankenwagen, der schnell kommen sollte. Das geschah auch relativ kurzfristig und Peters Mutter wurde mit Blaulicht und Martinshorn in das zuständige Kreiskrankenhaus gefahren.

Wieder musste Peter um einen lieben Menschen bangen.

Es war kein Selbstmitleid, das ihn plötzlich schüttelte. Das war nie seine Art. Vielmehr war es die Hilflosigkeit, die Angst um seine Mutter. Wut und Sorge kamen über ihn, das er anders als bei Liesel, zwar helfen konnte, aber er war sich nicht sicher, ob es wirklich ausreichte, hatte er schnell genug Hilfe geholt, hatte er richtig gehandelt, hatte er nichts falsch gemacht …? Gedankenverloren kam er zu sich, als er spürte wie sich seine Brust verengte, sein linker Arm schmerzte und er das Gefühl hatte, sein Herz würde zerspringen. Er holte tief Luft und überlegte, was er tun könnte. Er ging zu dem geöffneten Fenster und sah in den dämmernden Abendhimmel. Die frische Luft tat ihm gut und darum ging er in den Garten hinaus, setzte sich auf die Gartenbank und versuchte an nichts und gar nichts zu denken. Das gelang ihm sogar eine kleine Weile, bis sein Vater sich seufzend neben ihm setzte. „Junge, Junge, was haben wir verbrochen?“, fragte dieser und Peter wusste nichts zu antworten. Froh darüber, dass seine Brustschmerzen nachgelassen hatten, forderte er ihn auf, mit ins Haus zu kommen, um gemeinsam das Abendessen einzunehmen. Appetitlos und schweigend saßen beide in der Küche und mühten sich, einige Bissen aufzunehmen. Nur der frischen Pfefferminztee schien ihre Seelen etwas zu beleben.

Peter fuhr noch an diesem Abend nach Groß-Waldorf, unserem Heimatort, wo auch seine Schwester Ingrid mit ihrer Familie lebte, um sie zu informieren, was passiert war. Er hielt auch bei unseren Eltern an, um ihnen von seiner Mutter zu berichten. Die Ereignisse mit Liesel waren sofort wieder allgegenwärtig. Das Szenario, das sich dann abspielte, ähnelte dem vor vier Monaten. Alle fielen sich in die Arme, um sich gegenseitig zu trösten. Die Wunden waren noch zu groß und jeder hatte das Gefühl, sie würden nie heilen.
„Peter, was soll noch kommen, sollen unsere Wunden nie heilen?“, waren sofort Muttis Worte. Doch dann versuchte sie ihn zu trösten, wie sie es noch nie getan hatte. „Du armer Junge, musst ´was aushalten!“ „Du kannst jederzeit zu uns kommen, besonders wenn du das Gefühl hast, dass dir die Decke auf den Kopf fällt und wenn du Hilfe brauchst, komm her – wir wollen uns gegenseitig beistehen, du darfst dich nicht zurückziehen, das Leben geht weiter!“

Nach Liesels Tod hatte er unsere Eltern einige Male aufgesucht. Dann aber hatte er schnell gespürt, dass ihm das nicht guttat, denn sie konnten ihm in ihrer Trauer keine Kraft geben. Doch an diesem Abend empfand er es als sehr hilfreich. Weil er sich aber auch um seinen Vater sorgte, hielt er sich nicht lange auf, bedankte sich und versprach, bald wieder vorbeizuschauen.

Am nächsten Tag war Peters Arbeit das Pflügen eines großen Ackers der LPG. Das müsste noch bis Einbruch der Dunkelheit zu schaffen sein, hatte er sich vorgenommen und arbeitete konzentriert Stück für Stück ab. Plötzlich nahm er am Feldrand eine winkende Gestalt wahr. Wem sonst als ihm sollte das aufgeregte Winken gelten, weitere Menschen waren weit und breit nicht zu sehen. Er hielt seinen Traktor an und ging der Person entgegen. Näher kommend, erkannte er Rudi, seinen Chef. Großer Schreck durchfuhr seine

Glieder, beim Anblick dessen Gesichtsausdrucks. Er hatte die finsterste Mine aufgelegt, die Peter jemals bei ihm gesehen hatte, so kam es ihm jedenfalls vor.
Rudi rief ihm entgegen: „Hallo Peter! Das Krankenhaus hat eben angerufen, du sollst dich melden. Sie hätten eine wichtige Mitteilung für dich. Das soll ich dir so ausrichten!"
Hoffentlich nichts Schlimmes, dachte Peter sofort und die Sorge um seine liebe Mutter nahm ihn wieder ein.

Es war die Nachricht vom Tod der Mutter, die ihn bis ins Mark traf – schlimmer noch als eine eiskalte Dusche. Mit zitternden Händen legte er den Hörer im LPG-Büro auf die Gabel des Telefons. Rudi sah in fragende Augen, die eine Fassungslosigkeit widerspiegelten. „Geh nach Hause, Franz M. übernimmt deine Arbeit! Regel erst `mal alles und komme zu dir! Ich sage im Büro Bescheid, dass sie dir einige Tage Urlaub anschreiben sollen. Darum brauchst du dich jetzt nicht kümmern!" Das hörte er seinen Chef sagen, aber es drang wie hohle Worte an seine Ohren. Irgendwie kam ihm alles so bekannt vor.

Im Garten am Haus war sein Vater damit beschäftigt, Erdbeeren zu ernten, mit denen er Peter nach dem Abendessen erfreuen wollte. Verwundert, dass sein Sohn so früh schon von der Arbeit zurück war, stellte er seine Tätigkeiten ein. Er fühlte sofort, dass irgendetwas nicht stimmte und eine Vorahnung versetzte ihn in heftiges Zittern.
„Komm her, wir setzen uns erst mal hier auf die Bank", forderte Peter seinen Vater auf, und er wusste nicht, wie er es ihm sagen sollte. Peter fehlten selbst die Worte. Er war nicht in der Lage, große Worte oder Umschreibungen zu machen - er konnte nur leise stammeln: „Mutti ist tot!" Seine Augen wurden feucht und er hatte wieder das Empfinden, dass seine Tränen aufgebraucht seien.
„Noch gestern hat sie uns das Mittag bereitet, zwar etwas

kraftlos, aber eigentlich so wie immer", wimmerte Peters Vater. „Du warst doch in der Mittagspause hier, hast du etwas bemerkt?". „Nein – nicht bewusst – sie kam mir schwach vor, aber du weißt ja, sie hat nie geklagt und darum habe ich nicht weiter darüber nachgedacht", erwiderte Peter betreten. „Womit haben wir das alles verdient und warum ist das Schicksal so hart gegen uns?" schrie Peter, von dem niemand je ein lautes Wort gehört hatte, aus sich heraus und sank mit dem jämmerlichen Ausruf: „Wie soll man das nur noch aushalten?" in sich zusammen. Der Vater schien hilflos, wollte seinen Sohn trösten, aber auch ihn verließen die Kräfte.

Beide saßen eine lange Weile schweigend da und bemerkten nicht einmal, dass die Nachbarin gekommen war. Als sie die traurige Mitteilung erfahren hatte, war sie sogleich bereit, ihre Hilfe anzubieten. Vater und Sohn rafften sich mühsam auf und bemühten sich um klare Gedanken. Sehr vom Mitleid der Nachbarin ergriffen, freuten sie sich zwar innerlich über das Angebot, waren aber nicht in der Lage, es ihr zu zeigen, noch etwas zu erwidern. Geradewegs aus dem Krankenhaus traf zum Glück nun auch Peters Schwester ein. Sie hatte die Mutter besuchen und sich nach ihrem Gesundheitszustand erkundigen wollen, und musste stattdessen geschockt und schmerzlich von ihrem plötzlichen Ableben erfahren.

Ingrid, die den ersten Schreck schon einigermaßen überwunden hatte, war jetzt in Sorge um die beiden Männer. Was sollten sie ohne die Mutter anfangen ... und wie soll es ohne sie weitergehen? Wilde Gedanken überschlugen sich in ihrem Kopf. Der erbärmliche seelische Zustand ihres Vaters und Bruders drehte ihr fast das Herz um. Ihre Trauer hatte noch keine Möglichkeit gehabt, sie in Besitz zu nehmen, zu sehr musste sie sich erst einmal um die beiden kümmern.

Peter tat ihr unendlich leid, nachdem er ihr erzählte, wie und wann er die Nachricht erhielt und das sein Chef sehr kulant gehandelt und ihm sogleich eine Woche Urlaub verordnet hatte. Wie schafft er das nur? Sorgenvoll dachte sie darüber nach, wie gebrochen er in relativ kurzer Zeit wurde und hoffte und wünschte, das er das alles gesundheitlich verkraftet. Und weil sie wusste, dass er in letzter Zeit oft Schmerzen in der Brust erlitt, hatte sie ihn aufgefordert, einen Arzt aufzusuchen, aber das ignorierte er bislang vehement.

Ingrid, die nur ein Jahr jünger als Peter war, aber bereits eine Familie hatte, sprach tröstend auf beide Männer ein und versprach: „Ich werde die nächsten Tage hier im Haus verbringen und euch unterstützen." Die üblichen Behördengänge und organisatorischen Dinge in so einer Situation erforderten dann auch von allen Kraft und Stärke.

Der große Bruder Klaus, sie waren insgesamt drei Geschwister, wurde über ein Telegramm verständigt. Um seiner Familie zur Seite zu stehen, zögerte er nicht lange und kam auf dem schnellsten Weg in das elterliche Haus. Ingrid und Klaus übernahmen den Großteil aller erforderlichen Maßnahmen und achteten sehr darauf, das Peter und ihr Vater schonend herausgehalten wurden – sie sollten neue Kräfte sammeln und etwas zu sich kommen.

Nachdem sie ihre Mutter auf dem letzten Weg begleitet hatten, musste eine Entscheidung getroffen werden, wie es im elterlichen Hause weitergehen sollte. Ingrid wollte ihren Vater und Bruder so gut sie konnte, unterstützen. Durch die geringe Entfernung zwischen ihren Wohnorten, wäre das für sie keine große Hürde. Aber Peter meinte, dass er gut mit dem Haushalt zurecht kommen würde, wenn sie die Wäsche übernähme. In Haus, Hof und Garten hatte er schon immer mitgeholfen und kannte sich mit allem bestens aus.

Klaus musste nach Berlin zurück, versprach aber, dass er im Frühjahr und Herbst, wenn die größten und schwersten Gartenarbeiten wie Umgraben, Strauchverbrennung, Baumschnitt ... anstünden, zur Hilfe kommen würde.

Von den täglichen Dingen des Lebens wurden alle schnell wieder in Besitz genommen. Mit dem Haushalt kam Peter gut zurecht. Nach Feierabend half er seinem Vater, der den Verlust der Mutter bis dahin von allen am wenigsten verwunden hatte. Eine Rundumbeschäftigung war für Peter ein probates Mittel gegen seine Trauer anzugehen. Das half ihm zu mindestens über den Tag hinweg, bis die Phasen von Nachdenklichkeit und Traurigkeit, die sich hauptsächlich zum Abend einstellten, ihn wieder einholten. In vielen einsamen Nächten insistierte er oft so lange, bis sich seine Depressionen noch verschärften, er bis zum Morgengrauen keinen Schlaf fand und sich morgens leer und kraftlos mit Schmerzen in der Brust zur Arbeit schleppten musste.

Noch im selben Jahr war in der Familie eine Hochzeit geplant – meine Hochzeit. Mutti und Vati waren davon nicht begeistert, weil das Trauerjahr noch nicht einmal zur Hälfte um war.
Sie waren der Meinung, dass ich nach dem Kind, das im Dezember zur Welt kommen sollte, heiraten könne. In gewisser Weise hatten sie recht, aber einen Wohnungsantrag konnten nur Verheiratete stellen. Letztendlich entschlossen wir uns für eine kleine Feier nur im engsten Familienkreis und mit weißem Kleid. Ein weißes Kleid musste es schon sein, weil ich der Überzeugung war, dass ich im Leben nur einmal ein solches tragen werde, was sich bis jetzt auch bestätigt hat.

„Himmelhoch jauchzend, zu Tode betrübt" - wie das Sprichwort es sagt, so wechselte die Stimmung dann auch an meinem Hochzeitstag, einem schönen sonnigen Tag im Juli. Wir, Braut und Bräutigam empfanden diesen Tag trotzdem als den schönsten in unserem Leben.

Nach langer und schwieriger Überzeugungsarbeit konnten wir Peter überreden, unser Gast zu sein. Natürlich war uns klar, mit welch einer Wehmut im Herzen er dieser Einladung folgte. Wir wollten ihn einfach nur auf andere Gedanken und in eine nicht alltägliche Stimmung entführen, was uns zum großen Teil gelang. Als Peter mich in meinem weißen Kleid, das ich sehr schlicht gewählt hatte, sah, bekam er, wie zu erwarten war, feuchte Augen und seine Gedanken waren nicht schwer zu erraten.

Es blieb nicht aus, das die Geschehnisse der letzten Monate immer wieder zum Gesprächsthema an diesem Tag wurden, was die Stimmung dann etwas trübte. Jeder versuchte aber mit dieser Situation umzugehen und dem Anlass des Tages gerecht zu werden. Weil das Wetter dem Juli angemessen war, konnten wir gemütlich im Hof meines Elternhauses das kleine Fest genießen.

Peter verabschiedete sich schon am frühen Abend mit der Entschuldigung, dass ihn starke Kopfschmerzen plagten. Mutti, die das mitbekam, hatte ihn besorgt beiseite genommen und ihm kräftig ins Gewissen geredet. „Du benötigst dringend ärztliche Hilfe, das ist doch ganz offensichtlich, spiele nicht mit deiner Gesundheit, mein Lieber! Haben wir nicht genug Leid in letzter Zeit ertragen müssen?" Peter versprach, diese Worte zu beherzigen und in den nächsten Tagen einen Arzt aufzusuchen.

„Das war höchste Zeit guter Mann", waren dann auch die Worte des Arztes, den Peter gleich in der folgenden Woche aufsuchen musste, weil seine Kopfschmerzen nicht nachließen und die Schmerzen in der Brust unerträglich wurden. Nachdem der Arzt ihn untersucht und viele Fragen gestellt hatte, erklärte er Peter mit einer gewissen Vorahnung, dass er ihn für einige Tage ins Krankenhaus überweisen wolle. „Wir müssen sie gründlich durchchecken – das bekommen wir wieder hin“ sprach er und streckte ihm die Rechte hin: „Morgen früh um sieben Uhr sehen wir uns wieder! Na, dann bis morgen!“ Die lockere Art des Arztes machte Peter Mut.

Ingrid hatte Vater Paul für einige Zeit zu sich geholt.
Am nächsten Tag erschien Peter pünktlich in der Patientenaufnahme. Dort herrschte bereits geschäftiges Treiben. Sein Herz klopfte vor Aufregung – zum ersten Mal in seinem Leben musste er ins Krankenhaus und das lange Warten, machte alles noch viel schlimmer. Nach einer halben Stunde nahmen die Dinge endlich ihren Lauf:
Fragebögen, Blutabnahme, EKG ... zahlreiche medizinische Abläufe folgten, bis ihm ein Bett in einem Sechs-Mann-Zimmer zugewiesen wurde. Peter, der introvertierte Typ erschrak beim Anblick der fünf Männer, die ihn prüfend taxierten. Mit einem leisen „Guten Morgen“ ging er auf das leere schneeweiß bezogene Bett zu. „Hier ist ein leerer Schrank für dich, da kannst du deine Tasche abstellen und ...“, klärte ein Bettnachbar ihn auf. Peter kannte die Gegebenheiten als Patient in einem Krankenhaus nicht und war froh über die Hinweise. Zwischen den vielen Untersuchungen, die dann folgten, hatte er es genossen, ruhig und mit geschlossenen Augen auf seinem Bett zu liegen und sich darin geübt, an nichts zu denken. Er wollte einfach nur Ruhe haben. Die Erwartung nach Ruhe ist bei sechs Patienten in einem Raum eine zu hohe Forderung, eigentlich unmöglich, denn einer hat immer etwas zu sagen. Peter, sehr bescheiden und zufrieden, wie er nun mal war, fand sich schon bald damit ab. Er vergrub sich in seine Gedanken. Und so blieb es oft nicht aus, das diese schnell wieder ins Negative umschlugen und seine Sinne trübten. Das war seiner Genesung nicht sehr zuträglich.

Am zweiten Tag hatten die Ärzte bereits eine erste Diagnose gestellt. Aufgrund der gesamten Untersuchungen und Peters emotionalen Erlebnissen in der vorausgegangenen Zeit, vermuteten sie keinen Herzinfarkt sondern ein „*Broken-Heart-Syndrom*“, wobei die Symptome offensichtlich die gleichen sind. Peter wurde erklärt, dass es das nicht nur im Kitschroman gäbe. Das Vorfeld der Erkrankung kann durch stressige Ereignisse ausgelöst werden oder körperliche Ursachen z. B. Operationen ... haben. Emotionaler Stress führt zu einer Erregung des autonomen Nervensystems. In der Folge werden verstärkt spezielle Stresshormone ausgeschüttet, diese wirken dann direkt auf spezielle Rezeptoren am Herzmuskel, der dadurch vorübergehend starr wird ... Alle diese Anzeichen wären bei Peter vorhanden, erklärten ihm die Ärzte ausführlich und darum wurden ihm herzunterstützende Medikamente und absolute Ruhe verordnet. Zwei Wochen müsse er mindestens zur Kontrolle im Krankenhaus bleiben. Die Chance ist gegeben, dass die Krankheit völlig ausheilt, aber nur wenn er die Anweisungen der Ärzte absolut einhielte. Darauf haben die Mediziner nachhaltig und eindringlich hingewiesen.

Das große Krankenzimmer bot dazu nicht die entsprechende Umgebung und darum wurde ihm ein Zimmer, in dem nur zwei Betten standen, zugewiesen. Peter hatte zu seinem Glück und seiner Freude Jochen, einen alten Schulfreund als Bettnachbarn vorgefunden. „Hallo Peter, schön, dass du zu mir kommst!“, wurde er herzlich begrüßt. Und mit den Worten: „Na, dann wollen wir mal dafür sorgen, dass uns die Zeit hier nicht zu lang wird“, bekam er einen Stups auf die Nase. „Ich werde dich schon auf andere Gedanken bringen, ich weiß, was du durchgemacht hast. Es tut mir alles schrecklich leid. Mindestens acht Tage bin ich noch hier – und du?“ „Zunächst einmal zwei Wochen, dann werden wir sehen, was die Ärzte meinen, antwortete Peter ihm.

„Ich werde mich um dich kümmern, alter Kumpel, von mir bekommst du jegliche Unterstützung, auch wenn ich etwas gehandicapt mit meinem Bein bin. Beim Äpfelpflücken bin ich von der Leiter gestürzt und habe mir einen komplizierten Beinbruch zugezogen. So kann es einem gehen – schneller als du denken kannst, bist du aus dem täglichen Leben gerissen und dann liegst du hier und starrst die Decke an. Aber nun wird es nicht mehr langweilig, jetzt haben sich zwei alte Haudegen wiedergefunden – nicht wahr?"
Peter musste lachen und dachte, das ist typisch Jochen – noch immer der Spaßvogel wie eh und je. Die Atmosphäre mit Jochen war für Peters Genesung sehr einträglich. Jochen war sehr darauf bedacht, Peter wieder zum Lachen zu bringen. Und das gelang ihm über alle Maßen.
Ihnen wurde die Zeit wirklich nicht lang – und obwohl es noch keine Fernseher in den Krankenzimmern gab, vergingen die Tage wie im Fluge. So oft sie nur konnten, waren sie draußen an der frischen Sommerluft, was die Ärzte ausdrücklich befürworteten. Und weil sich Peter schneller als erwartet erholte, entließen die Ärzte ihn nach zwölf Tagen mit dem Hinweis, sich regelmäßig in der Arztsprechstunde vorzustellen. Sie rieten ihm dringend, die schwere körperliche Arbeit in der LPG aufzugeben, sich ebenfalls bei der Arbeit in Haus, Garten und Hof zu schonen und auch eine psychiatrische Beratung in Anspruch zu nehmen.

Im Innersten lehnte Peter diese Vorschläge ab, weil er das dem „Verrücktsein" zuordnete. Das kam für ihn nicht in Frage und überhaupt fühlte er sich nicht verrückt und krank, sondern jung und dynamisch. Erst nachdem er seine Arbeit in der LPG wieder aufgenommen hatte und sich nach mehreren Tagen Heu abladen, abends müde und schlapp fühlte, dachte er über die Hinweise der Ärzte nach. Ja, er muss und will etwas ändern, hatte er sich endlich entschlossen. Aber wie und was? Mit diesen Fragen beschäftigte er sich einige Tage.

Ein sonniger Sonntag im August. Liesels Tod war nun sechs Monate her, der seiner Mutter zwei Monate. Peter wusste mit sich nichts anzufangen. Er wollte etwas unternehmen, die Sonne animierte förmlich dazu – aber er war antriebslos. Draußen auf der Gartenbank sann er vor sich hin und erinnerte sich an die schönen Ausflüge mit Liesel. Daraus keimte in ihm plötzlich das Bedürfnis, einen Ausflug zu machen, Liesels Grab zu besuchen und an einige Orte zu fahren, die sie früher gern gemeinsam aufgesucht und an denen sie sich besonders wohlgefühlt hatten. Dazu zählte eine Stelle am Stechlinsee. Von dort konnten sie ihre Blicke über den ruhigen, mit Bäumen umgebenen See schweifen lassen, ihn in seiner ganzen Schönheit aufnehmen. Dort hatten sie oft stundenlang umschlungen gesessen, von der Zukunft geträumt, Erlebnisse der vergangenen Tage, an denen sie sich nicht sehen konnten ausgetauscht und gepicknickt. Gern erinnerte sich Peter an die Ausflüge, an denen Liesel ihn mit einem Picknickkorb überrascht und verwöhnt hatte. Mit selbst gezauberten Leckereien hatte sie immer mit viel Liebe den Inhalt der Körbe zusammengestellt und ihm damit mehrmals bewiesen, dass Liebe auch durch den Magen geht.

Von Wehmut ergriffen, ging er in den Garten. Dort pflückte er für Liesel einen großen Strauß bunter Sommerblumen. Sie liebte neben allen Blumen besonders Cosmea, Klatschmohn,

Akelei, Margeriten und die leuchtenden Nelken, die seine Mutter jedes Jahr gesät, gepflanzt, gehegt und gepflegt hatte. Rote Rosen aus der Hecke am Haus band er mit hinein, und er freute sich über den gelungenen hübschen Strauß. Könnte Liesel ihn nur sehen, waren schon wieder seine Gedanken, die er aber schnell unterdrückte. Halte dich aufrecht Peter, sei stark, rief er sich innerlich zur Ordnung. Froh darüber, dass es ihm gelang, holte er sein Motorrad aus der Garage und fuhr seinem Ziel entgegen.

Das Grab war einfach und schlicht gehalten, wie Liesel selbst. Hätte man es ihrer Persönlichkeit anpassen wollen, hätte man keinen Stoff gefunden, der so wertvoll war wie sie. Peter fand das Grab gejätet, geharkt und mit frischen Blumen geschmückt vor. Nicht verwunderlich, denn für Mutti gehörte es zum täglichen Ritual, Liesels Grab zu besuchen und es ordentlich herzurichten. Das gab ihr ein wenig innere Zufriedenheit.

Peter besorgte eine Vase und stellte den bunten Strauß an das Kopfende des Grabes. Als er sich allein wähnte, erzählte er Liesel leise, dass er auf dem Weg zu ihrem Lieblingsplatz am Stechlinsee ist und er ... Er konnte nicht weitersprechen. Er konnte sie auch nicht unterdrücken – die Tränen, die ungewollt auf Liesels Grab fielen. Verstohlen sah er sich nach allen Seiten um, nahm ein Taschentuch und verabschiedete sich flüsternd von Liesel: „... mein Herz ist so schwer – ich muss ohne dich gehen – und das für immer –das werde ich niemals begreifen - bis bald mein Schatz ...“. Peter lief hastig dem Friedhofsausgang zu, wo er sein Motorrad startete. Bevor er aufstieg holte er mehrmals ganz tief Luft, und gab seinem Innersten Anweisung, sich nun sofort um positive Gedanken zu bemühen.

Seinem Ziel entgegenfahrend und von der Sonne umworben, fühlte er sich zunehmend erleichtert. Erst als er die so oft aufgesuchte Stelle am See erreichte, fragte er sich, warum er sich diesen Qualen aussetzte. Er wollte nicht wieder schwermütig werden und verweilte deshalb nur einen kleinen Moment an dem Ort, den er noch vor einem kurzen Augenblick so begehrte. Ein kleines Stück weiter fand er einen geeigneteren Platz zum Verweilen. Er zog seine Badehose an und stieg in die wohlig warmen Wellen, die ihn hinaustrugen und ihn in einen Zustand versetzten, den er seit langem nicht so angenehm und wohltuend empfunden hatte.
Gegen Abend stellte sich ein leichtes Hungergefühl ein. Zum ersten Mal seit Liesels Tod ging er wieder allein in ein Gasthaus und bestellte sich eine deftige Abendmahlzeit – ein Bauernfrühstück. Schon bei der Bestellung verspürte er plötzlich einen riesigen Appetit, mit dem er sein Abendessen dann auch entsprechend verspeiste. Schon lange war das nicht mehr vorgekommen „Essen" war in den zurückliegenden Monaten für Peter unbedeutend geworden.

An unserem Elternhaus, das auf seinem Heimweg lag vorbeizufahren, brachte er an diesem Tag nicht über´s Herz und beschloss dort noch einen Besuch zu machen.
Ich war an diesem Sonntag ohne meinen frisch gebackenen Ehemann, der zu diesem Zeitpunkt eine dreijährige Dienstzeit bei der NVA absolvierte und selten Urlaub bekam, bei den Eltern. Peter hatte meine Anwesenheit nicht vermutet und freute sich wie ich, um so mehr über dieses Wiedersehen, das wie immer freudig, aber auch schmerzhaft zugleich wurde.

Peter, der schon immer von unseren Eltern wie ein eigenes Kind behandelt wurde und die entsprechenden Zuwendungen erfuhr, war selbstverständlich bei den Eltern herzlich willkommen. Bescheiden lehnte er die Einladung zum Abendessen ab, nicht aber die Flasche Bier. Vati freute sich immer über Besuch. Ließ dann seine Arbeit, Arbeit sein und genoss die Gespräche jeglicher Art, egal wer ihn besuchte. Das Bier schmeckte ihm dann am besten und manchmal auch ein Schnäpschen. Das Thema an diesem Abend galt hauptsächlich Peters Befinden. Er musste über seinen Krankenhausaufenthalt berichten und die weiteren Verhaltensregeln, die ihm die Ärzte anheim gestellt hatten. Das alles zu beherzigen, rietent ihm Vati und Mutti, die sich die größten Sorgen um ihn machten, im Besonderen. Und darum überlegten sie gemeinsam, welche Möglichkeiten es gab, eine leichtere Arbeit für Peter zu finden. „Du musst da unbedingt raus, Junge", stellte Vati fest. „Pass mal auf, ich rede morgen mit meinem Chef. Wenn es eine Möglichkeit gibt, fängst du bei uns an. Das wäre doch gelacht, wenn wir das nicht hinbekämen. Du kommst Mitte der Woche vorbei, bis dahin weiß ich ganz sicher mehr", fügte er begeistert an. Von dem Gedanken war auch Peter erfreut und meinte: „Ja, das könnte ich mir gut vorstellen, auch von der Entfernung ist es leicht mit dem Motorrad machbar. Ich weiß, dass die Leute, die bei euch arbeiten, im Winter mit einem Dienstfahrzeug abgeholt und gebracht werden und das finde ich besonders gut. Es wäre schön, wenn das klappen könnte".

Bis zum Dunkelwerden saßen wir an diesem lauen Sommerabend noch gemeinsam in einer gemütlichen Ecke im Hof. Als sich die Eltern bereits zurückgezogen hatten, versuchte ich mit Engelszungen, Peter aufzumuntern. Anhand von zukunftsweisenden Ideen, wollte ich Peter animieren, an sich und seine weitere Zukunft, statt immer nur an Vergangenes zu denken. „Nach vorne geht der Blick, Peter! ..." redete ich auf ihn ein.
Als ich ihn dann noch zu ganz neuen Wegen animierte: „Schau dich nach einer neuen Liebe um, dann ist der Schmerz besser zu verkraften und es hilft dir vielleicht gänzlich, den Abstand

zu bekommen!" wurde der wortkarge Peter plötzlich redselig: „Du hast ja Recht, aber ...". Dann öffnete er sich gänzlich und erzählte mir von dem ganzen Glück, das er mit Liesel erfahren hatte, bis hin zur Intimsphäre. Liesel glücklich zu machen, war für ihn die Erfüllung und sein aufrichtiges Bestreben. Wie ein Befreiungsschlag sprudelten die Worte aus ihm heraus: „Wenn wir miteinander schliefen, blieben bei uns keine Wünsche offen, das kannst du mir glauben. Es war jedes Mal unbeschreiblich schön – wir waren so innig – wir konnten uns nicht vorstellen, jemals ohne einander zu sein. Ich habe sie geliebt, wahnsinnig geliebt. Ich vermisse sie unendlich und kann mir nicht vorstellen, dass es so etwas noch einmal für mich geben könnte. Und darum fällt es mir so schwer an etwas anderes zu denken. Auch wenn ich es will, ich schaffe es einfach nicht.
Wir vier, du mit deinem Partner, Liesel und ich, haben gemeinsam sehr schöne Stunden und Erlebnisse erfahren dürfen. Du hast uns beide erlebt und hast gesehen, wie warmherzig und liebevoll unsere Beziehung war. Ich kann und werde sie nie vergessen." Ergriffen und überwältigt von Peters Offenheit, die ich so nicht von ihm kannte und auch nicht erwartet hatte, war ich für einen Moment sprachlos. Armer Peter, dachte ich bei mir und fand kein Wort, das geeignet genug war, ihn zu trösten. Seine Worte klingen noch heute in meinen Ohren, als hätte ich sie erst gestern gehört.

Mein Vorhaben, ihm von meiner freudigen Erwartung zu erzählen, hatte ich in Anbetracht der Situation vermieden. Ich wollte sein Herz nicht noch schwerer machen, hatte sich doch Liesel sehnlichst ein Kind gewünscht. „Versuche, nach vorn zu schauen lieber Peter, wenn's auch schwerfällt". Sprüche, die leicht daher gesagt sind, betrifft es einen nicht selbst. Das war mir schon klar. Mit den Worten: „Komm mich mal besuchen, ich zeige dir Neustrelitz! Den sternförmig angelegten Marktplatz und den Park am ehemaligen Schloss

kennst du noch nicht. Sogar einen kleinen Tierpark gibt es. Das solltest du dir ansehen! Kommst dabei vielleicht mal auf andere Gedanken. Du musst raus, brauchst ab und zu ein anderes Blickfeld!", reichte ich Peter zum Abschied die Hand. Er fiel mir um den Hals. Flüsternd kam ein „Danke" über seine Lippen und: „Mach`s gut! Hoffentlich sehen wir uns bald wieder!"
Während er auf den Ausgang zulief, bemerkte ich, dass er mit der rechten Hand an seine Brust fasste. Auf meine ängstliche Frage: „Was ist mit dir?" winkte er nur ab und meinte: „... Ach, ist alles gut!" Schnell startete er sein Motorrad, nickte mir kurz zu und verschwand ins Dunkle.

In dieser Nacht fand ich keinen Schlaf, ich zählte die vorbeifahrenden Autos, deren Scheinwerferlicht lange flackernde Streifen an die Decke des ehemaligen Kinderzimmers reflektierten. Gedanken aus der Kinderzeit bis zu diesem Abend, liefen in meinem Kopf auf und ab. Vom Ticken des Weckers nur kurz unterbrochen kamen sie immer wieder zurück.
Ich sah Bilder von uns vier kleinen Geschwistermädchen, wie wir uns freuten, wenn die Eltern ausgingen. Schon Tage vorher schmiedeten wir Pläne, was wir anstellen könnten. Welche Schuhe, Kleider und Schmuck wir aus Muttis Kleiderschrank noch nicht anprobiert hatten und wie wir damit aussehen würden. Die Verkleidungsaktionen und Rollenspiele waren enorm amüsant und verrückt. Meistens waren die Eltern nicht weit weg und drohten schon im Vorfeld, dass sie nach dem Rechten sehen würden. Obwohl wir wussten, dass sie jeden Moment in der Tür stehen könnten, hielt es uns nicht von den verrücktesten Spielen ab. Es kam vor, das heftiges Klopfen an Fenster oder Tür uns schrecken sollte. Liesel oder Johanna, die ältesten, riefen dann sofort: „Licht aus!" und wir schnellten in voller Montur unter die Bettdecken und stellten uns schlafend.

Die Erinnerungen an unsere gemeinsame Kinderzeit nahmen mich gefangen. Ach was waren das für schöne Zeiten! Über einen Fernseher verfügte unsere Familie erst, als wir schon bereits den Kleinkinderschuhen entschlüpft waren. Fernsehen ohne die Eltern war tabu. Sicher hätten wir das gern ausprobiert, aber tagsüber wurde der Stecker in einer kleinen Holzkiste, die Vati eigens dafür gebaut hatte, verschlossen. Wir waren trotzdem glücklich und zufrieden. Bei schönem Wetter hielten wir uns, wie alle Kinder aus dem Dorf nur draußen an der frischen Luft auf. Wir spielten gemeinsam Völkerball, Brennball, Greifspiele verschiedener Art ... Besonders beliebt waren Murmelspiele. „Glasbocker" wer kennt die heute noch? Das waren große bunte Glasmurmeln in verschiedenen schönen Farben. Darauf war jeder scharf.

Wenn es regnete, standen wir an den Fenstern und warteten darauf, mit Gummistiefeln die Tiefe der Gräben, die sich Dorf hoch und Dorf runter hinzogen, zu messen. Gern jagten wir dann den kleinen Papierbooten, die wir uns aus Zeitungspapier gefaltet hatten, nach. „Wer hat das schönste und das schnellste Boot?", hieß es dann. Es kam vor, dass sich ein Boot unter einer Bretterbrücke einer Hofeinfahrt, verfing. Dann hoben wir die Bretter an und befreiten es. Selten klagten wir über Langeweile.

Entsprechend des Alters hatten wir auch Aufgaben im Haus und für die Familie zu erfüllen. „So lange ihr die Beine hier unter den Tisch streckt, habt ihr dafür etwas zu leisten."
Das waren klare Ansagen des Familienoberhauptes – das Mutti in aller Hinsicht verkörperte. Das hatten wir zu befolgen. Die Aufgaben wurden jede Woche umverteilt. Abwechselnd war zum Beispiel einer für Brot- und Milchholen verantwortlich, ein anderer für Kaninchenfutter, das hieß, Blätter von Ringelblumen mussten gesammelt

werden. Viele kleine, aber machbare Dinge standen auf unserem Plan, die wir zu erfüllen hatten. Nicht selten kam es vor, dass wir beim Spielen die Zeit vergaßen und abends mal Milch, mal Brot, oder Butter … fehlte. Dann hagelte es Schimpfe und manchmal sogar Backpfeifen. Das waren noch milde Strafen. „Lügen haben kurze Beine" war eine Devise unserer „Vorgesetzten". Wenn wir dabei erwischt wurden, war es besonders schlimm. Dann kam es vor, dass wir ohne Abendbrot ins Bett mussten. Diese Strafe fand ich immer höchst gemein und ungerecht. Als ich einmal in dieser Situation war, hatte Liesel mir heimlich einen Brotkanten unter die Bettdecke geschummelt. Zum Glück hatte es niemand gemerkt, denn sonst hätte sie sich gleich dazu legen müssen. Die allergrößte Strafe und das mochte niemand von uns Kindern, war: Beim schönsten Sonnenschein nicht an den See fahren zu dürfen, sondern Kartoffeln zu sortieren und abzukeimen – wir hassten das. Zu diesem Zweck wurde Vati beauftragt, einige Kiepen alte Kartoffeln, die zum Teil schon matschig und stinkig waren – wo uns verschiedene Krabbeltierchen auflauerten - auf den Hof zu schütten. Einmal, so erinnere ich mich im Besonderen, waren mal wieder Liesel und ich an der Reihe. Überhaupt hatten wir beide oft das Empfinden, dass die älteste Schwester, weil sie seltener da war, und dass die jüngste, weil sie das Nesthäkchen war, meistens verschont wurden. Vor Wut heulend und schimpfend, saßen wir vor dem großen Berg Kartoffeln und verfluchten unser Leben. So kann man seine Kinder einfach nicht behandeln, jammerten wir beide und waren uns einig, dass wir, wenn wir später Kinder haben, denen so etwas nie antun würden.

„Wie sollte ich vier junge Weiber in der Pubertät ohne eine gewisse Strenge und Ordnung denn sonst in den Griff bekommen?" War ein Tenor von Mutti, den sie immer und überall vehement verteidigte. Auch viele Jahre später, wenn wir über diese Zeiten sprachen. Mit gewachsenem Abstand sahen wir die Dinge mit anderen Augen und gaben ihr in gewisser Weise sogar Recht und hatten Verständnis für ihre Situation. Es hatte uns nicht geschadet, ganz im Gegenteil. Gern holten wir uns in gemeinsamen Runden diese Zeiten in Erinnerung und sahen dann vieles lockerer. Auch über die zwei wichtigsten Regeln, die ganz weit oben auf Muttis Erziehungsliste standen, dachten wir später anders und stellten mehr als einmal fest, dass sich alle daran gehalten hatten. Sie lauteten: 1."Haltet euch immer so, dass ihr nie etwas mit der Polizei zu tun bekommt!" 2. „ Keiner bekommt ein Kind, bevor er nicht eine Ausbildung abgeschlossen hat!" Punkt aus – es gab keine Widerreden.

Was mir in dieser Nacht alles durch den Kopf schwirrte, die ganze Kindheit zog an mir vorüber und dabei hatte ich allen Grund, mich auf die Zukunft zu freuen. Auf mein Kind, auf meine eigene junge Familie. Wahnsinnig freute ich mich darauf. Doch die Ereignisse und das gegebene Umfeld nahmen mich immer wieder gefangen. Erst am frühen Morgen war ich in einen leichten Schlummer gefallen und mit Kopfschmerzen, einem starken Klopfen in der Stirn aufgewacht.

Nach dem Frühstück hatte ich beschlossen, unsere Oma, für mich die allerbeste Oma der Welt, aufzusuchen. Eigentlich hätte ich bei ihr genächtigt, aber ich wollte den Eltern etwas näher sein und sie etwas aufmuntern. Die Leere und Stille im Haus tat ihnen nicht gut. Unsere jüngste Schwester Christel, die als letzte von uns, noch im Elternhaus lebte, war mit einer Freundin gerade im Urlaub. Wahrscheinlich sollte alles so kommen, denn sonst wäre ich an diesem Abend nicht auf Peter getroffen und er hätte sein Herz nicht ausschütten können. Ich hatte jedenfalls das Gefühl, er war emotional aufgewühlt, aber erleichtert nach Hause gefahren.

Ich fand Omi im Garten. Wie immer hatte sie viel zu tun. Haus, Hof und Garten waren viel zu groß, um von einer Person bewältigt werden zu können. Schon gar nicht von einer Einundsechzigjährigen, die nicht mehr im Besitz ihrer ganzen Kräfte war. Trotzdem und verständlicher Weise, wollte sie sich noch nicht davon trennen. Die Arbeit fiel ihr zusehend schwerer. Es war nicht zu übersehen, dass sie unter Atemnot litt. Sie suchte in immer kürzeren Abständen irgendwo Halt - damit sie sich „verpusten" kann – so nannte sie das. „Oma, geh doch bitte zum Arzt!", hatten schon viele aus der gesamten Familie im Ort, sie gebeten.
Nur, dazu hatte sie keinen Kommentar. Ansonsten war ihre Meinung immer und überall wichtig und auch gefragt.

Der Boden der Schüssel, in die sie die großen saftigen Himbeeren fallen ließ, war erst leicht bedeckt. Das änderte sich schnell, als ich ihr zur Hilfe kam. Schnell war die Schüssel randvoll. „Das gibt eine herrliche Marmelade, die schwarzen Johannisbeeren habe ich gestern schon gepflückt. Gleich werden wir den Topf aufsetzen können. Das werden bestimmt zehn Gläser. Kannst dir Marmelade mitnehmen!" sprach Oma zu mir. „Hmmm, gern – herrlich - deine Marmelade war schon immer die beste!" entgegnete ich fröhlich. „Einmal durch deinen Garten gehen – und man ist satt und zufrieden – ein Labsal von besonderer Güte. Die herrlichen Birnen werden bald reif sein – ganz zu schweigen von den Pflaumen da unten im Garten – der Pfirsichbaum biegt sich schon von den vielen Früchten – Oma, ich muss bald wiederkommen! Aber ich komme auch, um zu helfen. Will mich nicht nur durchfressen."

Später, als ich eine eigene Familie hatte, wertschätzte ich Arbeit bedeutend anders. Ich kam sehr oft zu der Erkenntnis, dass ich Oma nicht genügend geholfen habe. Aus dieser Erkenntnis legte sich immer ein sehr schlechtes Gewissen

auf mein Gemüt. So ist es noch heute, nur leider nicht mehr zu ändern.
Statt ihr zu helfen, hatte ich es vorgezogen, zum Badesee nach Seedorf zu fahren, wie alle anderen Schulfreunde es taten – zwar nicht immer, aber ziemlich oft. Darüber hatte sie sich nie beschwert. Später tat es mir unendlich leid. Um so mehr, weil sie immer bereit war zu helfen, wo sie nur konnte. „Bleibst du zum Mittagessen? Es gibt Milchklöße!" fragte Oma. „Ich liebe Milchklöße, das weißt du doch!" Ich jauchzte froh: „Wusstest du, dass ich komme?", war meine Antwort und Frage. Ich umarmte und küsste sie." „Wenn du mir nicht zu schwer wärst, würde ich dich durch die Luft wirbeln, Omi!" So kannte sie mich. Omas Ausruf: „Dein Opa hatte recht, du bist und bleibst die *Fobeljule!*"
Schade, dass er sich so früh aus dem Staub gemacht hat. Viele Erinnerungen an ihn habe ich nicht mehr. Das mit der Fobeljule, hatte er erfunden, weil er mich als eine quirlige, nie still sitzende Enkeline sah. Vielleicht erkannte er Potentiale in mir, wenn er mich auf die Hutsche (Fußbank) scheuchte und mich Theater spielen oder vorsingen ließ. Ich war damals im Kindergartenalter und kann mich daran erinnern, dass ich oft auf die Hutsche musste.

Schon waren wir wieder beim Thema „Vergangenheit". Und das Thema „Liesel" damit präsent. Omas Worte nahmen mich gefangen und machten mich nachdenklich. Hat sie gerade am „Herrn" gezweifelt?, als sie sagte: „Mein Gott! Gern hätte ich ihr den Platz frei gemacht. Warum musste der Herr dieses junge Leben nehmen? Hätte er mich gefragt, ich wäre für sie gegangen. Für sie sollte das Leben doch erst richtig beginnen. Ich hätte es ihr so sehr gewünscht – wie ungerecht!"

Hatte ich es doch schon immer geahnt: Auch Oma war nicht die Gläubige vor dem Herrn. Ich respektierte damals wie heute den Glauben aller Menschen. Trotzdem kamen mir nach einigen Besuchen in der Christenlehre bereits meine Zweifel, weil ich mir überhaupt nicht vorstellen konnte, dass ich in den Himmel kommen soll.
Es gab schon Raketen, von denen bis heute kein menschliches Wesen oder umherschwirrende Seelen da oben ausgemacht wurden. Die Religionslehrerin, eine ausgesprochen nette Person, die wir gern hatten, gab sich alle Mühe, uns das Christentum nahe zu bringen. Aber ich hatte dazu nicht die entsprechende Einstellung. Nachdem ich das zu Hause so erklärt hatte und auch, dass ich keinen Sinn in den für mich langweiligen Stunden im Pfarrhaus sah, wurden mir zur Überraschung keine Steine in den Weg gelegt. Darüber war ich heilfroh, denn ich hatte genau das Gegenteil erwartet. Nämlich unendliche Erklärungen von Dingen die uns in unserem jungen Leben noch erwarteten, die wir noch lernen müssten ... und vielleicht den viel zitierten Satz: „Auch mit Steinen, die im Weg liegen kann man noch ein ordentliches Haus bauen." Aber Mutti hatte nur gelächelt und das Thema war zu meinem Glück für immer abgeschlossen.

„Die Zeit ist mal wieder wie im Fluge vergangen – muss jetzt runter - ich fahre heute wieder los. Morgen um sechs Uhr beginnt meine Frühschicht. Ich komme bald wieder", erklärte ich Oma beim Eintreten des Besuches, der sich unmerklich in die Küche geschlichen hatte. Mein Lieblingsonkel, Omas Sohn, war gekommen. „Na Fobeljule, biste auch mal wieder hier?" „Ja", antwortete ich, „Wenn ich frei habe und mein Schatz nicht gerade auf Urlaub ist, bin ich meistens hier – weißt ja, es gibt immer viel zu tun, ob oben oder unten". Damit war Omas Haus an einem Ende (für uns oben), das Elternhaus am anderen Ende des Dorfes (für uns unten) gemeint.

Ein kleiner weit zurückliegender Disput zwischen Onkelchen und mir ist immer wieder präsent, wenn wir aufeinandertreffen. Als ich noch ständig bei Oma wohnte, fühlte ich mich selbstverständlich für das Putzen im Haus verantwortlich. Bei mir war immer alles wie geleckt. An einem Samstag, ich hatte gerade die weiß-ornamentigen Fußbodenfliesen in ihrer großen Küche Fliese um Fliese mit „ATA“ in Sisyphusarbeit gescheuert, als Onkelchen mal wieder hereinplatzte. Und wie in gewohnter Weise, ohne die Stiefel auf dem Fußabtreter zu reinigen. Mit ein paar dicken Dreckklumpen behaftet, trampelte er auf den Fliesen und dementsprechend auf meinen Nerven umher. Na klar, hab ich mein Unbehagen zum Ausdruck gebracht. Er solle sich wenigstens die Stiefel abtreten, bevor er ´reinkommt´, hab ich ihm ohne Umschweife an den Kopf gedonnert. Dazu hatte er nur geschmunzelt. „Den Mann, den du mal kriegst, der tut mir jetzt schon leid – der hat nichts zu lachen“, war alles, was er dazu zu sagen hatte. Zu der Zeit hatte ich den Mann noch nicht, aber als ich ihn hatte, durfte er lachen. Und weil der ein cooler,, witziger Typ war, der keine Schwermütigkeit kannte, lachten wir sogar sehr oft und sehr viel gemeinsam.

Vati, der gelernte Stellmacher, war ein angesehener Handwerker, der nach einer langjährigen Arbeit in einer Tischlerwerkstatt der LPG in unserem Ort gearbeitet hatte und dann in eine NVA- Dienststelle gewechselt war. Heute wissen wir, dass es sich um ein Munitionslager handelte und alle dort Tätigen dem höchsten Geheimhaltungsgrad unterlagen. Holz war auch dort sein Arbeitsgegenstand. Er zimmerte, reparierte ... Munitionskisten. Er reparierte alles, was aus diesem Material zusammengesetzt war.
Aus dem Grunde bekamen wir als Kinder nie detaillierte Auskünfte auf unsere Fragen nach den Arbeitsaufgaben unserer Eltern. Mutti, eine gelernte Fleischermamsell, arbeitete vor ihrer Beschäftigung und bis zu ihrer Berentung

in dieser Dienststelle, als Verkäuferin. Den Beruf unserer Eltern sollten wir einfach nur als „Arbeiter“ angeben, wenn wir gefragt würden und dass die Arbeitsaufgabe unserer Mutti etwas mit Farbe und die unseres Vatis mit Holzarbeiten zu tun hätte.. Punkt aus, mehr brauchte niemand erfahren und das war alles, was wir wissen sollten.

Als Vati bei dem Zuständigen in seiner Dienststelle nach einer eventuellen Tätigkeit für Peter nachfragte, hatte er tatsächlich Glück. Demnächst würde ein Lokführer für Gütertransporte gefährlicher Ladungen für das Anschlussgleis zum Munitionslager der NVA benötigt, erfuhr er. Das Peter die Umschulung dafür akzeptieren würde, war sich Vati sicher. Zu mindestens traute er es ihm zu. Es wäre nicht die körperlich schwere Arbeit, die ihm zur Zeit alle Kräfte raubte. Sie wäre wie geschaffen für Peter.

Zum vereinbarten Zeitpunkt war Peter dann auch erschienen. „Papa ist allein zu Hause, es geht ihm nicht sehr gut, ich muss bald wieder los, kann mich nicht lange aufhalten“, teilte er schon beim Eintreffen mit. „Iss trotzdem mit uns zu Abend, du kannst es gebrauchen, sicher kochst du nicht allzu oft, oder? Du, na eigentlich ihr, braucht doch mal was Warmes!“ waren Muttis Worte. Peter holte tief Luft und gab einen ausführlichen Bericht ab: „Eigentlich schon, habe im Moment dazu wenig Zeit, die Ernte ist in vollem Gange“. „Wenn ich spät nach Hause komme, bin ich froh, wenn ich meine Beine hochlegen kann. Manchmal kommt meine Schwester und bringt etwas Vorgekochtes mit. Wenn Papa Gemüse geerntet hat, bereitet sie uns etwas für den nächsten Tag vor. Gestern hat sie uns Kartoffelsuppe gekocht. Unsere Kartoffelernte ist in diesem Jahr ganz besonders gut. Große Knollen haben angesetzt. Von einer Staude ernten wir oft die Menge eines Fünflitereimers. Hervorragend ist auch die Sorte. Es ist eine festkochende mittelfrühe Kartoffel, mit einem lieblichen

Geschmack. Wir haben nur ein kleines Stück von etwa fünf Quadratmetern im Garten davon angebaut. Aber es wird für eine lange Zeit ausreichen, um uns beide satt zu machen. Wenn ihr zum nächsten Frühjahr Saatkartoffeln davon haben wollt, dann kann ich schon jetzt kleine für euch aussammeln. Bei entsprechender Lagerung halten sie bis dahin. Ihr werdet begeistert sein!. In unserer LPG haben sie diese Sorte in diesem Jahr ebenfalls großflächig angebaut". Das waren lange Ausführungen, die Peter normaler Weise nicht eigen sind. Hocherfreut, ihn so zu erleben, nutzte Vati den Moment, um Peter vom Ergebnis der Unterredung mit seinem Vorgesetzten in Kenntnis zu setzen. Eine Möglichkeit als Lokführer tätig zu sein, fand Peter interessant. Die Frage nach den Voraussetzungen, die er dafür mitbringen müsse, erklärte Vati ihm mit den Worten: "Sie wollen einen jungen gesunden und dynamischen Mann, der bereit ist, auch mal am Wochenende zu arbeiten. Und vorher musst du einen Lehrgang besuchen, um die Fähigkeiten und Fertigkeiten für diese Tätigkeit zu erlangen. Was meinst du dazu?". Ohne lange Überlegungen brachte Peter seine positive Einstellung dazu zum Ausdruck. Auch die Eigenschaften „jung" würden auf ihn noch zutreffen „gesund", das ist die Situation, die er dadurch stabilisieren und mit ständiger ärztlicher Kontrolle verbessern wolle und „dynamisch", da zögerte er etwas, war aber der Ansicht, dass er dazu noch viel beitragen könne. Er wolle und müsse wieder zu sich selbst finden, wieder festen Boden unter den Füßen fassen, bereit zu Veränderungen sein… all dies wäre sein Ziel für die kommende Zeit.

„Diese Worte klingen wie Musik in meinen Ohren, Mensch, Peter, ich bin begeistert, darauf lass uns ein Bierchen trinken. Das bekommen wir doch hin! Nicht wahr?", war Vati der Meinung, worauf Peter resümierte: „Das Bierchen beim nächsten Mal, ich muss wirklich gleich los. Prinzipiell wäre ich mit all dem einverstanden, aber ich habe Bedenken, dass der Austritt aus der Mitgliedschaft der LPG noch erhebliche Probleme mit sich bringen wird. Fraglich ist auch, ob ich das so schnell hinbekommen kann. Gleich morgen erkundige ich mich bei Rudi, meinem Chef, über die Prämissen. Der wird kräftig spucken. Du kannst aber schon mal meine Bereitschaft in deinem Betrieb signalisieren. Es wäre schön, wenn du in Erfahrung bringen könntest, zu welchem Zeitpunkt der Wechsel erfolgen soll oder spätestens muss. Aber nun tschüss, ich komme am Wochenende wieder vorbei, grüße alle schön und bis bald."

Das Ausscheiden als Mitglied einer Landwirtschaftlichen Produktionsgenossenschaft gestaltete sich für Peter anfangs durchaus schwierig. Seine Eltern hatten als Umsiedler aus Pommern ein Siedlungsland zugeteilt bekommen. Sie bauten ein Haus darauf und bewirtschafteten den Grund und Boden für private Zwecke und zu einem großen Teil wurde es in die LPG eingebracht. Der Anteil eines LPG-Mitgliedes spiegelte sich meistens in Land, Wald, Wasser, Vieh, Stallungen oder Grundstücken wider. Eine Vollversammlung müsste einberufen werden, um über Peters Ausscheiden abzustimmen. Das war in der auf Hochtouren laufenden Erntekampagne im Moment unmöglich. Aber, weil er in letzter Zeit in einigermaßen kurzen Abständen oft wegen Krankschreibungen pausieren musste und über sein weiteres Einsatzgebiet beraten werden sollte, standen seine Chancen nicht schlecht. Der Vorstand und seine Arbeitskollegen hatten bereits ihr Verständnis und Mitgefühl signalisiert. Leider vergingen noch einige Monate, bis es so weit war. Inzwischen war der Herbst ins Land gegangen und der Winter kündigte sich mit starken Frosttagen an. Weihnachten stand vor der Tür. Im Hinblick darauf, empfand Peter keine Weihnachtsvorfreude. Er konnte den Gedanken nicht ertragen, dass es die erste Weihnachtszeit und der erste Jahreswechsel ohne Liesel ist, und er wünschte, die Zeit wäre schon vorüber.

Wie eigentlich in jedem Winter in der Landwirtschaft, stellte sich arbeitsmäßig eine angenehme Winterruhe ein, die Peters Wohlbefinden etwas positiver beeinflusste. Weil Feldarbeiten wortwörtlich auf Eis lagen, wurde er zu Maschinenpflegearbeiten oder Arbeiten in Ställen eingesetzt. Auch die Arbeitszeit, die im Winter bedeutend kürzer war, bot die Möglichkeit für mehr Freizeit. Einige Stunden davon widmete Peter gern Vater Paul. Sein Gewissen verlangte einfach danach. Es sollte eine kleine Entschädigung für sein oftmals langes Alleinsein ausmachen. Zu Peters Freude genoss Paul es, wenn Tee-Geruch durchs Haus zog oder der Duft von Bratäpfeln aus der Ofenröhre des Kachelofens ins Wohnzimmer strömte. Den Bratapfelduft liebten beide und sie empfanden ihn als nicht verzichtbares Beiwerk der Gemütlichkeit. Während der Weihnachtszeit wurden selbstgebackene Plätzchen von der Nachbarin, Schwester Ingrid oder anderen Bekannten ins Haus gebracht.

Leider kam mit dem Genuss dieser wohlschmeckenden Plätzchen auch wieder die Erinnerung an Liesels Backkünste in Peter auf. Ihre Plätzchen waren einfach unübertroffen. Sollte es wirklich schon zwei Jahre her sein, als sich beide in Mutter Rosels Küche eine Plätzchenschlacht geliefert hatten? Liesel hatte Teige für verschiedene Plätzchen hergestellt und Peter war eifrig mit dem Ausstechen beschäftigt. Mit Begeisterung, zeitvergessend und zukunftsträumend brachten sie bunte Dekorationen auf die vielfältigen Formen von Herzchen, Sternchen und allerlei Weihnachtsfiguren. Dabei scherzten und lachten sie und ab und zu stimmte einer der beiden ein Weihnachtsliedchen an. Erst als Mutter Rosel in die Küche trat und an die Kaffeezeit erinnerte, waren sie sich der Zeit bewusst. Gemeinsam hatten sie die frischen Plätzchen probiert, und sie waren alle gleichermaßen zu dem Entschluss gekommen, dass diese von besonderer Güte wären.

In diesem Jahr war zur Weihnachtszeit alles anders – negativ anders. Er konnte seine Liebste nur im Krankenhaus besuchen. An Plätzchen hatte er da keine Gedanken verschwendet, und sie hätten ihm auch nicht geschmeckt.

Die Träumereien fanden ein jähes Ende, als er urplötzlich einen Gedankenblitz erhielt. Vater Paul hatte ihn schon vor einigen Tagen darum gebeten, einen Weihnachtsbaum zu besorgen. Als er noch in den Kinderschuhen steckte, hatte sein Vater das für die Familie erledigt. Eigentlich schon ein Ritual. Aber seit einigen Jahren war es Dieters Aufgabe, das Ritual fortzusetzen. Er pflegte es gern und es nahm ihn voll in Anspruch. Nicht kleckern – klotzen war angesagt – es musste der schönste von allen sein.Und jedes Mal glaubte er, den schönsten gefunden zu haben. Aber, brauchten sie in diesem Jahr wirklich einen Baum? Während der Festtage werden sie in großer Runde bei Schwester Ingrid sein.
Sogar Klaus hat sich mit der ganzen Familie angesagt, worauf er sich insgeheim sehr freute. Er hoffte dabei auf etwas Zerstreuung und Ablenkung vom täglichen Einerlei und schwermütigen Gedanken. Das war ihm noch vom vergangenen Weihnachten recht gut in Erinnerung.

Ja, das mit dem Baum wollte er nicht allein entscheiden. Er selbst hatte noch nie einen Weihnachtsbaum geschmückt. Als Mama und Liesel noch lebten, waren die Männer von diesem

Tun ausgeschlossen. Sie hatten lediglich die Aufgabe, den Baum passgerecht auf den Ständer zu bringen, auszurichten und eventuell etwas auszuschneiden. Letztlich hatten beide beschlossen, in diesem Jahr auf einen Weihnachtsbaum zu verzichten. Beide waren sie der gleichen Auffassung, dass es sie nur schwermütig machen würde und das wollten sie unbedidngt umgehen.

Am ersten Weihnachtsfeiertag versammelte sich wie vereinbart, die gesamte Familie in Schwester Ingrids Haus. Ein wunderschöner Weihnachtsbaum, der vom Fußboden bis zur Decke reichte, schmückte das Wohnzimmer. Als die ganze Familie es sich bei hell glänzendem Kerzenschein und goldbraunem Gänsebraten schmecken ließ, konnte die Weihnachtsstimmung nicht besser sein.
Insgeheim hegte wohl jeder den Gedanken an einige liebe Menschen, die am Tisch fehlten und die jeder schmerzlich vermisste. Peter von allen am meisten, aber er ließ sich nichts anmerken. Alle versuchten, fröhlich zu sein und es Peter gleich zu tun.

Einige unternahmen nach dem Essen noch einen Spaziergang. Das Wetter regte dazu an, durch die verschneite glitzernde Winterwelt zu stapfen. Am ersten Weihnachtstag hatte es kräftig zu schneien begonnen. Der Schnee, den sich jeder zu Weihnachten wünscht, machte das Fest für alle perfekt. Angeregte Unterhaltungen am Nachmittag und verschiedene Gesellschaftsspiele am Abend ließen keine Langeweile aufkommen. Üppiges Essen und Trinken, wie es nun mal zu solchen Tagen gehört, rundeten das Fest ab.

Mein Weihnachtsgeschenk traf erst einen Tag nach Weihnachten ein. Kein Postweg war schuld daran, sondern die Natur. Aber das war nicht schlimm, im Gegenteil. Darauf habe ich gern gewartet. Es war ein wertvolles Geschenk.

Das wertvollste, tollste und beste, das ich je zu Weihnachten erhielt. Als man es mir übergab, strampelten mir zwei kleine nackte Beinchen entgegen. An der hellen Stimme des kleinen Etwas erkannte ich sofort: Es ist ein Mädchen. Ihre schmatzenden Lippen konnte ich einfach nur küssen. Ein schwarzer Haarschopf zierte bereits ihr Köpfchen. Bei diesem Anblick und den Blick in die kleinen blauen Äuglein wurden meine Augen feucht. So ein Glücksgefühl ist einfach unbeschreiblich. Ich glaube, das kann nur eine Mutter fühlen. Es gibt nichts Schöneres!

Obwohl das bereits dreiundvierzig Jahre her ist, ich keine Einzelheit dieses tollen Gefühls vergessen habe, wünsche ich mir bei diesen Gedanken jedes Mal, dass alle Menschen auf der Welt ihre Kinder akzeptieren wie sie sind. Leider müssen zu viele Kinder in der heutigen Zeit mit Gewalt leben. Mir dreht sich jedes Mal mein Herz um, wenn neue Horrormeldungen über Kindesmissbrauch, -entführungen oder Gewalt jeglicher Art bekannt werden, was ja leider fast täglich passiert. *Wie feige und widerwärtig das doch ist, wenn erwachsene Menschen ein wehrloses Kind misshandeln.*
Kinder dürfen nicht als ein Gegenstand angesehen werden, der zu einer Familie gehören muss, nur um eine Familie auszumachen. Sie sollten nicht nur als Anhängsel gesehen werden. Schon gar nicht, um nur die entsprechenden Gelder dafür abrufen zu wollen. Wie schön wäre es, wenn sich Menschen nur für ein Kind entscheiden, wenn sie sich wirklich über alle damit verbundene Konsequenzen im Klaren sind, das Kind als Nummer eins in der Familie ansehen, ihm Liebe, Zeit und alle erdenkliche Aufmerksamkeit geben. Wahrscheinlich bleibt das nur eine Wunschvorstellung von mir.

Den Wunsch hatten auch Liesel und Peter, die sich nichts sehnlicher als ein Kind wünschten. Ihnen war es nicht vergönnt, Eltern zu werden. Ich hätte es ihnen so sehr und von ganzem Herzen gewünscht. Bei der Betrachtung meines kleinen Schätzchens, blieben solche Gedanken nicht aus. Sie waren immer allgegenwärtig und ich musste ständig darauf acht geben, dass sie mich nicht vollkommen überwältigen. Ich musste mich, so hart es auch klingt, auf mein Leben konzentrieren. Nun erst recht, da der neue kleine Erdenbürger meine ganze Aufmerksamkeit brauchte, die ich ihm sehr gern und ohne je eine Sekunde zu zögern, gab.

Um seine Tochter begrüßen zu können, musste der frisch gebackene Papa Sonderurlaub bei der NVA beantragen. Erst kurz vor Jahreswechsel konnte er nach Hause kommen, um die Kleine in die Arme zu nehmen. Eigentlich hatten wir zu dieser Zeit noch kein eigenes Zuhause. Aber einen bestätigten Wohnungsantrag, der uns eine baldige Veränderung ankündigte.

Das Babykörbchen stand noch bis zum Frühjahr, bis wir eine kleine gemütliche Dachwohnung beziehen konnten, im Wohnzimmer meiner Schwiegereltern, die es bis dahin noch nicht kannten, wie es sich als Großeltern anfühlte. Sie genossen das Gefühl, zum ersten Mal Oma und Opa geworden zu sein, sie waren stolz und glücklich über den Nachwuchs. Aus diesem Grund verlief dieses Weihnachten für unsere kleine Familie, das erste Weihnachten in unserer neuen Heimat an der Müritz im schönen Mecklenburg/Vorpommern, sehr abwechslungsreich. Der kleine Sonnenschein hat kräftig dafür gesorgt, dass niemand Langeweile bekam.

Währenddessen war Peter im Brandenburgischen Raschdorf bemüht, gegen Langeweile anzukämpfen. Er wollte es nicht zulassen, dass sie ihn gefangen nahm. Darum hatte er bereits im Vorfeld die Zeit bewusst geplant. Vater Paul hielt sich die gesamten Festtage bei Ingrid auf und Peter hatte die Einladung zum Weihnachtsessen bei unseren Eltern wahrgenommen. In

unserem Elternhaus war es inzwischen sehr ruhig geworden. Nur das Nesthäkchen Christel lebte noch dort. Sie war inzwischen ein süßer Teenager von sechzehn Lenzen, den es nicht gern zu Hause hielt. Um so mehr freuten sich die Eltern über jeglichen Besuch.
Und dass dieser Besuch Peter war, freute sie um so mehr. Auch wenn das Zusammentreffen anfänglich immer etwas dramatisch begann, weil Mutti bei seinem Anblick nicht ihre Tränen unterdrücken konnte. „Die Wunde wird nie heilen, war dieses Mal ihr Begrüßungstenor." Die Kraft und Einsicht, nichts daran ändern zu können, war ihr inzwischen mehr und mehr bewusst geworden und darum fand sie meistens schnell wieder zu sich und konnte, natürlich erscheinend, am weiteren Geschehen teil nehmen. Sie bewirtete die Famiie wie immer und ließ sich nichts anmerken. So konnten sie gemeinsam einen angenehmen und unterhaltsamen Nachmittag verleben, der mit einem Besuch an Liesels Grab endete. Dass ihre Herzen dabei verständlicher Weise wieder schwer wurden, war vorprogrammiert. Aber es war ihnen ein inneres Bedürfnis.
Peter hätte es vorgezogen, allein mit Liesel zu sein, um ihr aus den vergangenen Tagen berichten zu können. Aber das wollte er unbedingt nachholen. Das hatte er Liesel noch schnell zugeflüstert, als Mutti und Vati bereits auf den Friedhofsausgang zuliefen.

Mit erneuten Ratschlägen, nach einer neuen Partnerin Ausschau zu halten, wurde Peter von den Eltern verabschiedet.
Bei den letzten Treffen hatten sie dieses Thema ein paar mal angeschnitten. Mutti hatte ihre ganz eigenen Sprüche dazu. Einer war: … auch, damit wieder Leben in euer Haus einzieht … Sie wünschte es sich und ihm, dass er eine gute Frau findet, die nicht nur das Haus neu belebt, sondern Peters gebrochenes Herz wieder heilt.

Peter unternahm alles, um gegen die Schwermütigkeit anzukämpfen. Er wollte nicht wieder in ein tiefes Loch fallen. Freiwillig hatte er sich zwischen Weihnachten und dem Jahreswechsel zur Arbeit in seiner LPG gemeldet, denn das Vieh musste auch an diesen Tagen versorgt werden. Zum einem ließ es seine Zeit ohnehin zu und zum anderen konnten sich die Kollegen mehr um die Familien und ihre Kinder kümmern, was sie ihm mit zahlreichen Geschenken entsprechend dankten. Einige hatten Selbstgeschlachtetes, Eingewecktes, Stollen und diverse Leckereien dem Männerhaushalt zugute kommen lassen.

Das neue Jahr, das Jahr 1971, sollte viele neue Dinge für Peter bringen.
Die Mitgliedervollversammlung hatte sein Ausscheiden aus der LPG beschlossen. Mit einem weinenden und einem lachenden Auge nahm er diese für ihn positive Mitteilung an. Jetzt waren neue Wege frei geworden, die er nur noch beschreiten musste. Dafür bereit und mit dem Wissen, Veränderungen zuzulassen, die seinen gesundheitlichen Zustand wieder in ein Gleichgewicht bringen, stand er erwartungsvoll in den Startlöchern.

Kollegen, aus seinem engsten Arbeitsumfeld, bereiteten ihm einen schönen Abschied. An Peters letztem Arbeitstag wollten sie ihn mit einem gemütlichen Abend überraschen, der ihm immer in Erinnerung bleiben sollte.
Im Veranstaltungsraum des Betriebes hatten sie eine große Tafel aufgestellt, die üppig mit allerlei köstlichen Dingen gespickt war. Die Ehefrauen seiner Kollegen hatten beim Backen und Kochen keine Mühe gescheut.
Nichts ahnend, ließ sich Peter über Umwege an den Ort des Geschehens führen. Mit großen staunenden Augen, von der geglückten Überraschung sichtlich getroffen, wurde er klatschend von den Kollegen begrüßt. Zu seinem größten

Erstaunen, saß Vater Paul bereits an der Tafel. „Das ist ja verrückt – das ist euch wirklich gelungen! Womit habe ich das überhaupt verdient?“ fragte Peter bescheiden.

„Wir wollen dir Dank sagen, für deine ständige Einsatzbereitschaft, dafür dass du uns immer ein freundlicher, netter Kollege warst. Und dafür, dass du mit deiner Bescheidenheit auch jungen Menschen ein Vorbild warst, sie mit Hilfe und Unterstützung auf einen guten Weg gebracht hast. Und weil wir alle wissen, welches Leid dir im letzten Jahr widerfahren ist, möchten wir mit dir einige fröhliche Stunden, leider Stunden des Abschieds, verleben. Wir alle wünschen dir für die Zukunft Gesundheit, Freude und Erfolg für deine neue Aufgabe und die Erfüllung, die du dir für dein weiteres Leben selbst erhoffst. Wenn du uns brauchst, sind wir gern für dich da!“ die Worte seines Chefs Rudi Krahl berührten Peter. Seine Wangen nahmen eine rosige Farbe an, aber dieses Mal vor Freude. Die berührte nicht nur seine Wangen, nein, sein Herz hüpfte sogar vor Rührung. Ohne, dass er noch lange über alles nachdenken konnte und ehe er sich besann, wurde ihm ein Sektglas in die Hand gedrückt und ein Toast auf ihn ausgesprochen. Ergriffen und etwas schüchtern bedankte sich Peter mit wenigen Worten bei allen Anwesenden. Mit dem Wunsch auf Freude und Erfolg und Gesundheit – den Rudi insgeheim mit dem Wunsch einer lieben Frau für Peter erträumte, wurde er beprostet und immer wieder beprostet. Und ohne es auszusprechen hatten wohl alle im Raum so wie Rudi gedacht und gefühlt.

„Neues Jahr – neues Glück!“ Hatte er das gerade geträumt? Am Morgen nach dem wunderschönen Abend mit seinen Arbeitskollegen erwachte Peter glücklich. Dieses Glücksgefühl soll mich jetzt und gleich einnehmen und am liebsten nicht mehr enden. Er reckte und streckte sich, zog die Zudecke bis an die Ohren und beschloss, noch etwas

zu schwelgen bevor es wieder in den Alltag ging. „Warum kommen mir gerade jetzt Gedanken des Glücks?" Er simulierte: Vielleicht ist das ein gutes Omen. Daraus sollte ich mir einen Leitspruch machen, denn: „Zum Glücklichsein bedarf es nicht nur Sonnenschein – ich kann selbst etwas dazu tun – ich lasse Vergangenes am sinnvollsten ruh´n.
Sie haben ja alle Recht – ich sollte mich nun endlich nach einer neuen Partnerin umsehen. Aber sofort machte dieser Gedanke sein Herz wieder schwer. Eine Frau wie Liesel werde ich nie mehr finden, aber lieb und nett sollte sie schon sein, dabei spielt die Schönheit nicht die wichtigste Rolle. Seine Gedanken überschlugen sich. Ja, schon bald würde er sich nach den nächsten Veranstaltungen hier in der Umgebung umsehen, es müsse doch zu machen sein, er dürfe sich nicht vergraben und müsse aktiv werden. Das waren neue und feste Vorsätze für das neue Jahr, das erst einige Tage alt war. Entschlossen begann er den neuen Tag, der ein Sonntag war. Kein Dienst, kein Vorhaben. Und bis jetzt hatte er nichts für den Tag geplant. Sein Blick aus dem Fenster ergab: bei diesem zwar kühlen aber sonnigen und trockenen Januartag ein paar Runden mit dem Motorrad zu drehen. Jochen, sein alter Schulfreund kam ihm in den Sinn. Seit dem Krankenhausaufenthalt hatten sie sich nicht mehr gesehen, obwohl sie sich nicht mehr aus den Augen verlieren wollten. Am Nachmittag wollte Peter Jochen aufsuchen.

Beim Frühstück mit Vater Paul nahm sich Peter sehr viel Zeit. Der Umstand, dass sein Vater sich in letzter Zeit sehr einsam gefühlt hatte, nagte an seinem Gewissen. Besonders in den Wintermonaten, wenn Paul nichts im Garten zu tun hatte, blieb ihm oft nur der Fernseher, den sie zum Glück vor kurzem angeschafft hatten. Nicht jeder Haushalt verfügte zu der Zeit schon über einen solchen. Aus der unmittelbaren Nachbarschaft hatte er manchmal einen gleichaltrigen auch allein stehenden Herrn zum Fernsehabend eingeladen. Ein

Skatspieler würde noch fehlen, dann könnten sie ab und zu ein zünftiges Spiel abhalten. Peter versprach, dass er sich zu gegebener Zeit gern zur Verfügung stellen würde, was Paul über alle Maßen freute. „Das wäre aber schön, hoffentlich bald", gab er Peter mit einem strahlenden Gesicht als Antwort.

So einfach ist es, Menschen glücklich zu machen. Die Freude war auch auf Peters Seite. Die Gunst der Stunde nutzend, fügte er sogleich an: „Am Nachmittag muss ich dich allerdings wieder allein lassen. Ich werde Jochen besuchen, schau mal, ob du eine gute Sendung im Fernsehen findest!"

„Fahr nur, Junge! Auf mich alten Mann kannst du nicht immer Rücksicht nehmen. Ich muss einfach das Beste aus allem machen, wenn's auch manchmal schwer fällt. Du sollst dein Leben leben. Ich verstehe das, mach dir keine Sorgen!"

Die Worte des Vaters ermutigten Peter, seine Vorhaben durchzuführen.

Bevor er aber in Jochens Richtung fuhr, musste er noch einen schweren Gang hinter sich bringen. Er wollte Liesels Grab besuchen, weil sich ihr Geburtstag am nächsten Tag jährte. Dafür hatte er sich etwas ganz Besonderes ausgedacht. Seit Tagen bewegten sich die Temperaturen im Minusbereich und weil rote Rosen in kürzester Zeit vom Frost zerstört worden wären, hatte er aus Buchsbaumzweigen ein Arrangement aus zwei in sich verschlungenen Herzen anfertigen lassen. Ein Symbol, das er auf das Kopfende ihres Grabes nieder legte. Nachdem er sich umgesehen hatte und sich allein wähnte,

nahm er wieder Zwiesprache mit Liesel auf. Alles sollte sie erfahren und ihm verzeihen, wenn er sich einem neuen Leben zuwenden würde. Jedes Mal, wenn er Liesels Grab besucht hatte, war er erheblich traumatisiert zur Friedhofstür hinaus gegangen. Am morgigen Tag hätten sie ihren zwanzigsten Geburtstag gefeiert. In seinen Vorstellungen liefen wieder Bilder an ihm vorbei. Er sah Liesel im weißen Kleid mit einem wehenden Schleier und mit bunten Blumen um sie herum durch die Luft schweben. Nein, nein, er wehrte sich gegen die aufkommenden Gedanken, die er jetzt nicht weiter verfolgen wollte – jetzt nicht. Und, das hatte er sich vor kurzem noch fest vorgenommen. Abrupt unterbrach er seine Gedanken und sein Tun, hauchte ihr einen gedanklichen Handkuss entgegen und tastete hastig nach seinen Handschuhen und dem Motorradschlüssel in der Manteltasche, schwang sich auf seinen zweirädrigen Untersatz und startete in Richtung Seedorf.

Dort, an einem freundlich weiß gestrichenem Haus, öffnete auf sein Klingeln an der Haustür, Jochen. Freudig überrascht über Peters Besuch, fiel er ihm um den Hals. „ Hey, alter Kumpel! Schön, dass du es wahr gemacht hast. Ich hatte es mir auch vorgenommen, dich zu besuchen, aber mein Bein ist noch immer nicht ganz in Ordnung!" So begrüßte ihn Jochen und bat ihn einzutreten. Er war stolzer Vater eines zweijährigen Mädchens und bewohnte mit seiner kleinen Familie ein Haus gemeinsam mit den Schwiegereltern. Neugierig auf den Besuch, kam die kleine Mia auch schon angelaufen. Als sie einen fremden Mann erkannte, hielt sie inne, ließ sich auf den Boden fallen und wollte sich rückwärts krabbelnd aus dem Geschehen stehlen. „Ist die süß", flüsterte Peter kaum hörbar. „Brauchst keine Angst zu haben, ich bin Peter und wie heißt du?" aber diese Worte wirkten auf sie nicht. Schnell lief sie zur Mama, die Peter sogleich als Katrin vorgestellt wurde.
Sie verlebten einen kurzweilig schönen Sonntag, der mit einer Einladung zur bald stattfindenden Faschingsfeier im Karnevalsverein von Jochen und seiner Frau endete.
Für die Einladung dankend und erfreut, fuhr Peter nach Hause zurück. Unterwegs überlegte er, ob er die Einladung wahrnehmen sollte, ob das vielleicht ein Hinweis auf sein Omen ist, von dem er gerade erst geträumt hatte. Sein

Entschluss stand fest: „Neues Jahr – neues Glück“ und das wollte er jetzt herausfordern.

Das Abendessen, das immer an Sonntagen Peters Part war, stand schon auf dem Tisch als er eintraf. Vater Paul freute sich beim Anblick des ungewohnt freudigen Gesichtsausdrucks seines Sohnes und stellte fest: „Du hattest einen schönen Tag! Das sehe ich dir an! Freut mich! Schön, dass du endlich zu dir findest, mach weiter so!“ Peter erzählte von dem Besuch und der Einladung zum Karneval, der am nächsten Wochenende in Seedorf stattfinden soll.
„Ich werde dann bei Jochen übernachten. Er wohnt mit seinen Schwiegereltern in einem großen Haus, das sehr viel Platz bietet. Sogar ein Gästezimmer haben sie eingerichtet. Ich bin froh, dass ich Jochen wiedergetroffen habe. Wenn auch das Wiedersehen damals nicht unter den besten Sternen stand, so scheinen mir die Sterne jetzt außerordentlich leuchtend ...“, erzählte Peter ausführlich. Vater Paul staunte über die Veränderungen seines Sohnes. So redseelig und wortgewaltig hatte er ihn noch nie erlebt.

Vatis gute Worte für Peter hatten bewirkt, dass er mit Beginn des neuen Jahres als neuer Mitarbeiter in seiner Dienststelle eingestellt worden war. In den inzwischen vergangenen Wochen hatte Peter alle Anstrengungen unternommen, sich dem ungewohnten Umfeld, den neuen Mitarbeitern und den ihm gänzlich unbekannten Anforderungen zu unterwerfen. Es war sein fester Wille, sich den neuen Aufgaben zu stellen - sie nach bestem Wissen und Gewissen zu erfüllen. Wenn es ihm anfänglich noch als ein schwieriges Unterfangen schien, arbeitete er sich verhältnismäßig schnell ein. Auch Peter unterlag nun einem Geheimhaltungsgrad, den er strikt zu bewahren hatte. Über Tätigkeiten, Örtlichkeiten, Operationen ... allen Dingen während des Aufenthaltes in seinem neuen Tätigkeitsbereich, war er zur strengsten

Verschwiegenheit mit Punkt und Unterschrift verpflichtet worden.

Vater Paul konnte von ihm nur erfahren, dass er sich auf den Transport von gefährlichen Gütern spezialisiert und demnächst einen Lehrgang zum Führen dem entsprechender Fahrzeuge besuchen wird und dass diese Tätigkeit auf jeden Fall körperlich leichter zu bewältigen ist.

Lange hatte es für Peter keine Ereignisse gegeben, auf die er sich gefreut, auf die er förmlich hingefiebert hat. Einen Karneval hatte er noch nie erlebt und so war er gespannt, was ihn erwarten würde. Dass Jochen und seine Frau Katrin das Prinzenpaar war, hatten sie ihm vorenthalten. Peter staunte nicht schlecht, als sie beide mit entsprechendem Anputz kaum wiedererkennbar, vor ihm im Wohnzimmer standen. Katrin hielt ein Ritterkostüm im Arm: „Zieh das mal an Peter, ich glaube du wirst damit eine gute Figur machen!" Wenn ich das geahnt hätte, wäre ich vielleicht doch nicht gekommen, dachte Peter. Aber nur einen kurzen Moment, denn Katrin ließ ihn nicht lange überlegen und betonte mit Nachdruck, das müsse einfach sein und sie hätte das für seine Person perfekteste Kostüm ausgesucht. Sie sollte Recht behalten, auch selbst gefiel er sich, mit und in dem Kostüm. Den feschen Hut mit der großen puscheligen Feder fand er gewöhnungsbedürftig – war aber ein echter Hingucker. Das bestätigte Jochen mit einem Pfiff und Katrin mit einem „Wow – dann kann´s ja losgehen. Wir müssen uns beeilen - die ersten Gäste kommen bald".

Peter wurde mit dem Ablauf vertraut gemacht, indem das Prinzenpaar ihm erklärte: „Wir begrüßen die eintreffenden Gäste persönlich. Für dich haben wir auch eine schöne Aufgabe. Du stehst mit den Begrüßungsgetränken am Eingang und achtest darauf, dass jeder Eintreffende ein

Getränk bekommt. Für Nachschub sorgt ein „Page" in dem entsprechenden Kostüm und der ihm eigensten Aufgabe". „Was sagst du dazu, Peter?" Auf die Frage von Katrin antwortete Peter sehr verunsichert : „Hmm, darin bin ich gar nicht geübt, ob ich das Tablett ohne Zittern halten kann, weiß ich noch nicht."

„Ja, alles fängt mit dem ersten Mal an, probier's einfach, du wirst das schon machen, da bin ich mir sicher!" Dieser Aufforderung von Jochens Frau konnte er nichts entgegnen, sie schien ihm Gesetz zu sein. Ihm blieb nichts weiter übrig, da musste er nun durch, denn die ersten Gäste waren bereits im Anmarsch. Einem nach dem anderen reichte Peter ein Gläschen – er war verblüfft, so einfach war das also. Er konnte es nicht wissen: Es gehörte zum jahrelangen Ritual des Auftaktes der Karnevalsveranstaltung. Sozusagen ein „Türöffner der guten Laune".

Einige Gesichter kamen ihm sogar bekannt vor und von einigen wurde er so begrüßt, als kannten sie sich schon ewig. Drei kichernde junge Damen mit hübschen bunten Kostümen hielten vor seinem Tablett inne. „Wir bekommen jeder zwei!" war die Ansage einer „Herzdame". Leichte Röte stieg in Peters Gesicht auf und noch bevor er eine passende Antwort fand, hatten die Damen sich bereits gütlich getan. So eine Frechheit, dachte Peter. Das hätte ich mich nicht getraut. Zusammen ist man immer stärker oder tut zu mindestens so.

Der junge Mann im Pagenkostüm, sorgte tatsächlich für den ständigen Nachschub ohne dass eine Versorgungslücke entstand. Peter fand zunehmend Spaß an der Sache. Die „Herzdame" kam noch einmal vorbei. „Die Übriggebliebenen trinken sie doch sicher aus! Wenn sie das nicht schaffen, kommen wir zur Hilfe!" bot sie an. Peter hatte dieses Mal schneller eine Antwort parat und meinte: „Das können sie doch gar nicht vertragen, wenn ich sie mir so betrachte! Ich trinke nur selten Alkohol, aber ich tanze gern, wenn sie nichts dagegen haben, würde ich Sie nachher gern zum Tanz auffordern!" Mit einem: „Mal sehen!" war die „Herzdame" verschwunden. Zum Glück hatte niemand bemerkt, dass sich Peters Wangen leicht röteten und er etwas aufgeregt wirkte. Auch ein leichtes Bauchkribbeln hatte er verspürt. Ein Gefühl, das ihm in Vergessenheit geraten war.

Als endlich der Startschuss für das Programm auf der Bühne und den Beginn des bunten Treibens gegeben wurde, fand Peter einen Platz am großen Tisch von Achim und Klaus mit deren Freunden. Neben vielen fremden Leuten waren auch einige seiner neuen und ehemaligen Kollegen da, genauso wie zahlreiche Bekannten aus früheren Zeiten.
Schnell entwickelten sich Gespräche, die die Zeit und damit den Anlass des eigentlichen Kommens in den Hintergrund rückte, bis laute Musik und ständige Helau-Rufe die Unterhaltungen erschwerte. Auf der Bühne wurden letzte Büttenreden gehalten. Und dann forderte die Dorfkapelle mit Pauken und Trompeten zum Tanz auf.

Peter hatte die drei hübsch kostümierten Damen nicht aus den Augen verloren. Er verlor sich in eigene Betrachtungen über ihren Status, ihr Alter, ihre Herkunft ... Beim genaueren Hinschauen stellte er fest: dass ihm die Kostüme des Blumenmädchens und des Holländermädchens zwar gut gefielen, aber die Herzdame alles übertraf. Ihren Kopf zierte ein glitzernder Haarreif, dessen Vorderseite ein knallrotes mit Pailletten besetztes Herzchen, ungefähr so groß wie seine Hand, zierte, welches bis in die Stirnmitte ragte. Das Kleid, das sie trug, war aus weißem, seidig glänzendem Stoff, auf dem kleinere Paillettenherzchen wie Tupfen angebracht waren. Über das Kleid hatte sie ein rotes Bolerojäckchen mit weißen Herzchen, die die Farbe des Kleides widerspiegelten, gezogen. An ihrem Handgelenk baumelte ein Pompadourtäschchen aus rotem und weiß

glänzendem Stoff. Ein Schirm aus weißer Spitze und rotem Rüschenrand machte das gesamte Kostüm perfekt. Für Peter so perfekt, dass ihm seine Augen wie geblendet vorkamen. Seine ständigen Blicke waren nicht unbemerkt geblieben. Die Herzdame hob ihr Weinglas und prostete in seine Richtung, was ihre Freundinnen veranlasste, das gleiche zu tun. Kichernd steckten sie ihre Köpfe zusammen, worauf Peter verlegen seine Blicke schnell in eine andere Richtung lenkte. Hatte er sich anfänglich noch mutig gezeigt und eine Tanzaufforderung angekündigt, war er plötzlich vom Mut verlassen und nahm zur Ablenkung schnell wieder die Gespräche mit seinen Tischnachbarn auf.
Aber rechtzeitig tauchte er auf, der Gedankenblitz, den er noch kürzlich als gutes Omen wertete: „Neues Jahr – neues Glück". Ja, das hatte er sich zum Leitsatz machen wollen und nach dem müsse er jetzt handeln. Noch dazu, wo die Gelegenheit nicht besser sein könnte und alle Voraussetzungen gegeben sind: „Herzdame"

Peter nahm all seinen Mut zusammen, ging zu ihrem Tisch; mit einer leichten Verbeugung und einem: „Darf ich-bitten?", forderte er die Dame seines Herzens zu einem Walzer auf. Sie stand bereits in den Startlöchern und ließ sich nicht lange bitten. „Ist mir eine Ehre", hauchte sie fast unhörbar. Zu beider Freude fanden sie sogleich den richtigen Takt. Synchron und wie auf Wolken schwebend umrundeten sie mehrfach den Saal. Peter wollte sich keine Blöße geben und so mühte er sich, ein Gespräch zu forcieren: „Sie haben da ein außerordentlich schönes Kostüm an, so etwas habe ich noch nie gesehen - meinen Respekt!" Zu seiner eigenen Überraschung fand er sogar die passenden Worte. Angetan antwortete Gina, so hatte sie sich vorgestellt: „Ich bin vom Beruf Schneiderin und habe mir das Kostüm selbst genäht. Jedes Jahr bin ich hier auf diesem herrlichen Fest und jedes Mal mit einem anderen Kostüm. Für mich ist es ist immer wieder eine neue Herausforderung, die meine kreativen Sinne inspiriert. Vor allem, weil die drei besten Kostüme prämiert werden". „Da werde ich aber kräftig für Sie stimmen, damit Sie zu den drei Besten gehören. Für mich ist schon jetzt klar, dass Sie das aller- hübscheste Kostüm hier im Saal tragen", schmeichelte Peter seiner Angebeteten. In angenehmer Unterhaltung und gegenseitiger Identitätsforschung kamen sie sich schnell näher, was auch das Trinken auf ein künftiges „Du" ausmachte. Ginas Freundinnen zeigten Verständnis, dass sie sich den weiteren Abend ohne sie amüsieren mussten; sie gönnten es ihr. Den drei Freundinnen war das Liebesglück bisher nicht sonderlich hold gewesen; sie hofften noch auf den passenden Partner. Alle drei waren im heiratsfähigen Alter, weit über zwanzig, in dem die Mehrzahl der jungen Frauen bereits unter der Haube waren, wie man das volkstümlich noch immer nennt.

Jochen und Katrin, an diesem Abend das viel beschäftigte und begehrte Prinzenpaar, nickten Peter freundlich zu, wenn er mit seiner Herzdame an der Bühne vorbei tanzte. Jochen, signalisierte ihm mit einem zugekniffenen Auge und einem nach oben zeigenden Daumen seine Zustimmung.
Peter befand sich in einem glücklichen Zustand, den er aber noch nicht entsprechend einzuordnen wusste - er genoss es einfach.
Wohlige Gedanken kamen und gingen, wie: Sollte sein Leitspruch daran schuld sein, dass ihm heute Abend alles unbeschwert und angenehm erscheint? So schnell hatte er damit nicht gerechnet – vielleicht war es Schicksal. Genauso hart und schnell, wie das Schicksal zugeschlagen hatte, war es ihm an diesem Abend wohlgesonnen. In diesem Moment war er bereit, alles anzunehmen, was das Schicksal ihm Gutes anbot und gleichzeitig das dunkle Kapitel, so gut es ging, hinter sich zu lassen.

Als das schönste Kostüm an diesem Abend wurde tatsächlich das der „Herzdame" prämiert. Glücklich fielen sich Gina und Peter in die Arme. „Das hatte ich gehofft, gewünscht und geahnt – ich gratuliere und muss gestehen, dass du heute auch meine Nummer eins geworden bist!" Peter selbst war erstaunt über seinen Redefluss, über die passenden Worte, nach denen er nicht lange suchen musste – sie waren nur so aus ihm herausgesprudelt und haben ihn mutig gemacht. Er war über sich selbst hinausgewachsen. So sind sich Gina und Peter an diesem Abend schnell vertraut geworden und hatten weitere Verabredungen beschlossen. Ihre Feststellung, dass Ginas Zuhause im gleichen Ort und in der Nähe von Jochens Haus lag, verblüffte und freute sie um so mehr, denn beide glaubten eigentlich nicht an Zufälle. Aber Mister „Zufall" kam ihnen zur Hilfe und warum sollten sie ihn nicht nutzen. Darum wagte sich Ritter Peter entschlossen vor – mit einem Knie auf dem Boden, reichte er Gina eine Hand und bat:
„In dieser rabenschwarzen Nacht ist es ein Gebot der Ritterlichkeit, dich nach Hause zu begleiten! Ich hoffe, du gestattest es mir!" Beeindruckt und überwältigt stammelte sie nur ein: "Jaaaaa gern." Mutig legte Peter einen Arm um ihre Schulter und hoffte, die Zeit würde nicht zu schnell vergehen. Langsamen Schrittes gingen sie heimwärts, denn sie hatten sich noch sehr viel mitzuteilen. Gina erzählte ohne Umschweife von ihrer einjährigen Tochter Ina und dass sie sich gemeinsam mit ihrer Mutter eine kleine Wohnung teilten. Und als sie feststellte, dass Peter die Situation offenherzig annahm, wurde er ihr immer sympathischer und interessanter. Überhaupt waren ihr seine angenehmen und freundlichen Züge nicht verborgen geblieben. Am Horizont kündigte sich bereits der junge Morgen an, als sie sich vor Ginas Haustür mit einem kleinen zärtlichen Küsschen verabschiedeten und ein Wiedersehen in aller Kürze vereinbarten.

Ein Duft von frischem Kaffee durchzog das Gästezimmer des Prinzenpaares als Peter am nächsten Morgen freudig erwachte. Eine Kinderstimme plapperte ununterbrochen Worte, die Peter zwar nicht verstehen konnte, die aber erkennen ließen, dass sie einem fröhlichen ausgeschlafenem Kind gehörten. Da wurde auch schon die Tür einen kleinen Spalt geöffnet, in dem das Wuschelköpfchen der kleinen Mia zum Vorschein kam: „Onkel Peter, du sollst Fühstück kommen!" So schnell wie sie erschienen war und ihre Mitteilung gemacht hatte, war sie auch schon wieder verschwunden.

Noch in der letzten Nacht, als Gina Peter gestand, dass es in ihrem Leben eine einjährige Tochter gibt, hatte er sich die Kleine wie Mia vorgestellt. „ Mit Kind" hat der Abend geendet, „ mit Kind" beginnt der Morgen, welch ein schönes Omen. Mit diesen schönen Gedanken begann er noch etwas unausgeschlafen, aber voller Elan einen neuen Tag. Peter freute sich auf das Frühstück. Aber im gleichen Moment, kam ihm Vater Paul in den Sinn, wie würde es ihm an dem heutigen Sonntagmorgen gehen. Heute bekam er keinen gedeckten Frühstückstisch von ihm vorgesetzt, der Arme. Daran müsse er sich gewöhnen ... nein nur keine negativen Gedanken, jetzt nicht, nicht jetzt und nicht heute ... Diese Gedanken vertagte er auf später.

Die großzügig geschnittene Küche von Jochen und Katrin bot viel Platz und aus diesem Grunde hatten sie sich eine gemütliche Essecke eingerichtet. Dort warteten Peters Gastgeber bereits mit einem abwechslungsreichen Frühstück auf ihn. Als er in die Küche trat, jubelte Mia: „Ei, Onkel Peter Huhnei, lecker", die Kleine war damit beschäftigt, mit einem grünen Löffel das Gelb aus ihrem Frühstücksei herauszukrümeln. Peter musste neben Mia Platz nehmen, darauf bestand sie vehement. Sie hoffte auf eine Fortsetzung der lustigen Foppereien von gestern. Sie konnte nicht genug bekommen wenn er sie an der Nase oder an den Rippen kitzelte und lustige Fratzen machte. „Mehr, mehr!“ rief sie dann und ihr Lachen wollte so lange nicht enden, bis die Mama sie ermahnte.

Die Gespräche am Frühstückstisch fokussierten sich natürlich auf den vergangenen Abend, den alle ohne Zweifel als einen sehr schönen, gelungenen Abend werteten. Vorsichtig hinterfragte Peter einige Details, die Gina betrafen. Jochen und Katrin ermutigten ihn, den Faden zu Gina nicht abreißen zu lassen. Sie hatten hauptsächlich Positives über sie zu berichten, denn sie kannten sie aus der unmittelbaren Nachbarschaft schon lange und schätzten sie als eine ehrbare junge Frau, die bisher leider kein Glück in der Liebe gefunden hatte. Mia und Ginas kleine Tochter waren in einem Alter. Sie gingen sogar in die selbe Kindergartengruppe und spielten auch privat sehr oft gemeinsam. Alles das nahm Peter mit Wohlwollen auf und freute sich um so mehr auf das Wiedersehen mit Gina. „Unser Gästezimmer steht dir zur Verfügung, wenn du eine Unterkunft benötigst“, bot Jochen nochmals an. Peter wusste das zu schätzen und war glücklich und froh über die wiedergefundene Freundschaft mit Jochen. Sollte daraus nun auch noch ein neues, gestern noch unerwartetes Liebesglück erwachsen, was er hoffte und wünschte, wäre sein Glück perfekt.

Jochen und Katrin bemerkten wohlwollend Peters positive Veränderung. Seine Gesichtszüge waren entspannter, gelöster - sein Blick, der immer etwas Nachdenkliches und Trauriges widerspiegelte, war offen und klarer geworden.

Er alberte mit Mia – nahm ihr ihre Quietschente weg, versteckte sie hinter seinem Rücken, streckte abwechselnd die rechte, dann die linke Hand nach vorn – die Ente war immer weg – Mia klatschte in die Hände vor Freude – plötzlich lag die Ente hinter ihrem Rücken. Sie hätte gar nichts dagegen gehabt, wenn das so weiter gegangen wäre, aber Peters Abschied war gekommen. Für diesen schönen Sonntag verabschiedete er sich einstweilen – es war gewiss, dass sie sich bald wiedersehen werden. In den höchsten Tönen wollte er sich bedanken, aber seine Mentalität war nun einmal so, dass er nicht immer genügend passende Worte dafür fand. Jochen und Katrin verstanden ihn auch so.

Vater Paul war beim Obstbäume-Schneiden, als Peter zu Hause eintraf. „Ist das nicht zu früh?" fragte Peter ihn verwundert und bekam zur Antwort: „Heute ist das richtige Wetter dafür, welch ein Frevel für jeden ordentlichen Gärtner, das nicht zu nutzen. Der Februar ist ein guter Zeitpunkt für das Ausschneiden der meisten Gehölze!" In gewisser Weise freute sich Peter darüber. So hatte Vater wenigstens eine gute Beschäftigung und dazu der Aufenthalt an der frischen Luft, noch bei einer solch fantastischen Februarsonne. Etwas Gesünderes für seine alten Knochen konnte er sich nicht vorstellen und es nur gutheißen.

Peter inspizierte das Haus: Küche, Wohnzimmer ... alles machte einen aufgeräumten und ordentlichen Eindruck. Froh darüber, ging er in sein Zimmer und packte seine Reisetasche aus. Bevor er die Tasche an ihren Abstellplatz brachte, prüfte er immer ganz genau, ob sie gänzlich geleert war. Aber in der Seitentasche: Da war doch noch etwas! „Ach ja", mit diesen beiden Worten, die laut über seine Lippen kamen, holte er ein gerahmtes Foto 13 x 18 cm heraus. „Oooohhh"-seufzend, erinnerte er sich, dass er sein Lieblingsbild, das sie beide, Liesel mit ihren beiden Grübchen und Peter mit seinem verschmitzten Lächeln so glücklich zeigte, noch seit seinem Krankenhausaufenthalt in der Tasche vergessen hatte. Während des gesamten Aufenthaltes im Krankenhaus, hatte es auf seinem Nachtschrank gestanden und nun hatte er noch nicht einmal bemerkt, dass sein Lieblingsfoto nicht in seinem Zimmer auf der Kommode stand, obwohl es seit Liesels Tod einen festen Platz dort hatte. Eigentlich war das unmöglich, dachte sich Peter, aber er konnte nicht einordnen, warum das passiert war und vor allem, warum er das Bild nicht vermisst hatte. War er schon so weit von Liesel entfernt? Auf diese Frage fand er keine Antwort, wollte auch keine finden, aber dass er jeden Tag an sie gedacht hatte war ihm gewiss.

Viel zu schnell waren die schönen Erlebnisse des letzten Abends ins Hintertreffen gerückt. Das Thema „Liesel" mit all seinen Facetten nahm ihn wieder voll in den Besitz. Das Foto in den Händen haltend, ließ er sich auf die Bettkante plumpsen, Tränen liefen über sein Gesicht. Alles, was er vor ein paar Stunden erlebte, lief wie ein Film in seinem Kopf vorüber. „Verzeih mir, meine Liebe!" Mit diesen Worten wollte er sich bei Liesel entschuldigen, dass er sie so vergessen konnte. Aber in Wirklichkeit war sie immer bei ihm, fest in seinem Herzen. So fest, dass er immer eine gewisse Hemmschwelle verspürte, die sein Tun und Handeln sehr oft beeinträchtigten. Sein schlechtes Gewissen, dass er sie am vergangenen Abend nicht an seiner neuen Bekanntschaft teilhaben ließ, nahm den ersten Platz in seinem Kopf ein und die Grübelei nahm ihn voll ein: Warum, warum, warum …? Gedanklich verglich er Gina und Liesel und verstrickte sich in ein Labyrinth, dass ihn nicht mehr her geben wollte. Erst ein Klopfen an seiner Tür brachte ihn wieder auf den Boden der Tatsachen zurück. Aufgeschreckt sprang er von der Bettkante und lief zur Tür.

„Ich habe uns Kaffee bereitet! Du bist schon zwei Stunden in deinem Zimmer, warum kommst du nicht herunter? Dein fröhliches Gesicht von vorhin, ließ mich hoffen, dass du viel zu erzählen hast - lass mich daran teilhaben! Frau Schulz hat uns einen Kuchen gebacken. Gut, dass wir so eine nette Nachbarin haben, freute sich Vater Paul.
Flunkernd entgegnete Peter: „Entschuldige, ich bin etwas eingeschlummert,es war eine lange Nacht."
Schnell hatte sich Peter wieder in den Griff bekommen und die Schwere in seiner Brust einfach ignoriert, als er sich an dem herrlichen Kuchen und dem duftenden Kaffee labte. Woran es lag, das er sich plötzlich einfach nur gut fühlte, konnte er sich nicht beantworten – er genoss es einfach. Vater Paul freute sich über den guten Appetit seines Sohnes. Er hoffte, dass dieser die Appetitlosigkeit der letzten Monate nun endlich überwunden hatte, die sich bei ihm im Moment ganz zum Gegenteil entwickelt hatte. Nach einem halben Stück Kuchen war ihm der Hals bereits wie zugeschnürt.
Der Rest des Tages gehörte Vater und Sohn. Endlich wollten sie `mal wieder ein Stück gemeinsame Zeit verbringen – es war überfällig. Viele zu klärende Dinge standen im Raum. Die Agenda war größer als gedacht: Arzttermine, Reparaturarbeiten, Besorgungen ... Am Ende gab es einen gemeinsamen Konsens, der beide zufrieden stellte. „Darauf genehmigen wir uns jetzt einen, das haben wir uns verdient. Paul ging in die Speisekammer und kam mit einer Flasche *Goldbrand* zurück. Mit der Flasche in der Hand fuchtelte er vor Peters Nase herum und forderte ihn auf: „Hol mal Gläser, Jungchen!". „Mein Gott, wie lange das her ist, dass wir geschnäpselt haben. Ich kann mich gar nicht mehr erinnern. Peter, der Hochprozentigem nicht sonderlich zugetan war, überwand sich seinem Vater zuliebe und stieß kräftig mit ihm an. Währenddessen war Nachbar Werner unbemerkt ins Haus getreten. Haustüren waren in den meisten Häusern tagsüber nie verschlossen. „Prost! Welchen Anlass gibt´s

denn bei Euch?" fragte er mit seiner lauten, tiefen Stimme noch im Türrahmen stehend, so dass die beiden Schnapsnasen erschrocken zusammenfuhren. „Kein besonderer Anlass – es muss auch mal sein – komm, setz dich zu uns – hol noch ein Glas Jungchen". Dass sein Vater wohlwollend auf die Gesellschaft reagierte, war Peter nicht verborgen geblieben und so tat er, was ihm aufgetragen. Und weil die drei recht bald feststellten, dass die Gegebenheiten für eine Skatrunde erfüllt sind, wurde der dicke Eichentisch im Wohnzimmer noch ausgiebig verprügelt.

Im Frühjahr saß Peter auf einer Schulbank. Das fühlte sich für ihn ungewohnt an. Die ganze Atmosphäre machte ihn etwas unsicher – ihm war nicht besonders wohl dabei.
Als angehender Lokführer für den Transport von gefährlichen Gütern musste er sich einer umfangreichen Schulung unterziehen. Sein neuer Betrieb, jetzt eine Dienststelle der Nationalen Volksarmee, hatte ihn für einige Monate nach Berlin geschickt. Er, der Landmensch, fühlte sich fremd in der Großstadt, mit seinem ungewohnt pulsierenden Leben und dem Lärmpegel, der seinen Ohren weh tat. Nur abends, wenn er beide Ohren unter die Decke stecken konnte, fühlte er sich kurzzeitig wie zu Hause. Aber, da muss ich jetzt durch, munterte er sich selbst auf und redete sich selbst ins Gewissen, das jetzt mit allen Konsequenzen durchzustehen. Auch, wenn seine Mitstreiter abends zum Glas Bier loszogen, wollte er nicht kneifen. Das Glas-Bier-Geschäft war noch nie sein Metier. Nicht einmal als junger Bursche ist er mit den anderen um die Häuser gezogen. Aber nun hätte er die Möglichkeit, einmal einen anderen Horizont zu entdecken. Ein wenig Geselligkeit könne ihm nicht schaden und ließe die Tage in der Fremde sicher schneller vergehen, dachte er für sich. Dass dieses eine folgerichtige Entscheidung war, sollte sich bald herausstellen.
Die Abwechslung nach Lehrgangsschluss konnte nicht

besser sein - sie war gerade zu lehr- und umfangreich. Der Unterricht, der an manchen Tagen bereits um 16.00 Uhr endete, ließ Zeit für sehr viel Kultur - so viel, wie er in seinem bisherigen Leben noch nie erfahren durfte. Eine Klassenfahrt nach Berlin, während seiner Schulzeit, die Peter schon damals faszinierte, bot nur einen Bruchteil von dem, was er jetzt mitnehmen konnte. Im Friedrichstadtpalast hatte er sich eine Revue ansehen können, ein Tierparkbesuch, ein Besuch der Museumsinsel und die Besichtigung des Fernsehturms waren noch nicht alle Unternehmungen, die er ausschöpfte und tief in sich aufnahm. Bei diesen Dingen gab er sich selbstvergessen, was seiner Seele ausgesprochen gut tat. Sogar seine Schlaflosigkeit fiel von ihm ab, wenn er angenehm erschlafft, ein großes Tagespensum hinter sich gebracht hatte. Dann verfiel er nicht in Grübeleien und auch Liesel war nicht immer allgegenwärtig, und sogar die Stiche und die Schwere in seiner Brust schienen ihm gelöster. Gedanken an Gina drängten jetzt öfter in den Vordergrund und er freute sich auf das bevorstehende Wochenende insbesondere auf den Sonntag, an dem er sich zum ersten Mal mit Gina treffen wollte.

Seine Gefühle fuhren mit ihm Achterbahn. Hatte er sich eben noch auf Gina gefreut, traten gleichzeitig Gedanken an Liesel dazwischen. Warum gelingt es mir nicht, sie wegzublasen?, dachte Peter immer und immer wieder. Er wollte sich nach vorn orientieren, wollte alten Ballast abwerfen. Dass das nicht einfach ist, spürte er ständig und überall. In solchen Zeiten dachte er intensiv über den Rat seines Hausarztes Dr. Hansen nach, ob er vielleicht doch psychische Hilfe in Anspruch nehmen sollte. Beim nächsten Wohlfühlmoment hatte er diese Überlegungen bereits wieder mental von seiner Agenda gestrichen und es stand nur noch „Zukunft" darauf, jedoch sehr verschwommen, fast unleserlich. Peter jedoch bemerkte es nicht.

Schon am Samstag zählte er die Stunden, die ihn noch von Gina trennten. Weil er das Gefühl hatte, dass die Zeit einfach nicht vergehen wollte, suchte er nach größeren Tätigkeiten in Haus und Hof, was bei einem eigenen Anwesen keine Schwierigkeit bedeutet – da gibt es immer etwas zu tun. Im Hof lag Holz, das gehackt werden wollte. Eine Reparatur an der Dachrinne hatte Vater Paul schon seit längerem auf dem Plan der zu erledigenden Arbeiten, das Schloss am Gartentor sollte ausgewechselt werden, und, und, und – zahlreiche Arbeiten standen an. „Über Langeweile habe ich hier nicht zu klagen – es gibt noch einige Dinge, bei denen du mir helfen musst, mein Sohn!" sprach Peters Vater und reichte ihm dabei eine Axt, die er gerade geschärft hatte. Peter stellte Holzkloben um Holzkloben auf den Hauklotz, die unter seinen kräftigen Hieben und der scharfen Axt wie Butter auseinanderfielen. Wenn sich ein kleiner Holzberg angesammelt hatte, stapelte Vater Paul ihn sofort unter das Schuppendach. „Da kann der nächste Winter kommen", stellten beide nach getaner Arbeit und beim Anblick des Holzvorrates gut gelaunt fest und so ging der Samstag schneller vorüber, als erwartet.

Es war im wahrsten Sinne des Wortes ein Sonntag. Die Sonne brauchte nicht lange zu locken, denn Peter frohlockte die Erwartung und die Freude auf Gina. Und mit Sonne würde alles noch viel schöner werden, freute er sich. Gina hatte ihm von ihrem Lieblingsplatz an dem wunderschönen Badesee in Seedorf erzählt, den er selbstverständlich kennen lernen wollte, darum sollte ihr erstes Treffen dort statt- finden. Peter hatte eine sportlich elegante Kleidung gewählt und war beim letzten Blick in den Spiegel mit sich zufrieden. Mit einem kleinen Sträußchen von Frühblühern aus dem eigenen Garten, machte er sich mit seinem Motorrad auf den Weg zu Gina, die bereits am See auf ihn wartete. Seine Erwartung bestätigte sich; seine „Herzdame" war dieses Mal genau so hübsch anzuschauen, wie auf dem Karneval. Sie trug ein himmelblaues Kleid und ein weißes luftiges Strickjäckchen darüber. Ihr Anblick war bezaubernd und machte Peter ausgesprochen unsicher, so dass ihm etwas mulmig zu Mute wurde. Seine ganze Courage zusammen nehmend, begrüßte er sie herzlich mit Küsschen rechts und Küsschen links und als er ihr den hübschen Strauß, den er zu einem Biedermeierstrauß gebunden hatte, überreichte, schien sie sichtlich gerührt und ihre Wangen färbten sich hellrosa. Leicht verlegen, wussten sie nicht so recht, wie sie anfangen bzw. weitermachen sollten. Was ist da die beste Medizin?, dachten scheinbar beide und schlugen gleichzeitig einen Spaziergang vor. Der Weg entlang des Sees bot die beste Möglichkeit dazu. Was kann kommunikativer und entspannter sein, als sich beim Spazierengehen auszutauschen und näher zu kommen. Glück und Liebe kann man nicht planen – und darum hofften beide insgeheim, dass vielleicht schon dieser Weg ein Ziel andeutet.

Beide hatten sich viel mitzuteilen, denn ihr Leben hatte ihnen schon einiges gegeben und genommen. Sie waren keine Teenager mehr; wussten, was sie wollten und was nicht. Sie wünschten sich eine Partnerschaft; aus dem heiratsfähigen Alter, waren sie, beide um die Dreißig, noch nicht heraus. Schnell stellten sie fest, dass sich interessante Vorzeichen für die Voraussetzung einer harmonischen Zweisamkeit ankündigten. Eine kleine Tochter zu akzeptieren, damit hätte Peter gar keine Probleme, eröffnete er Gina. Im Gegenteil, er könne es sich sogar sehr gut vorstellen, schon bald gemeinsam zu sein. Hatte doch die kleine Mia noch vor kurzem viel Freude in sein Herz gebracht. Mental beschritten sie bereits den richtigen Weg. Zu dieser Überzeugung kam schnell jeder für sich, auch, dass dem nun Taten folgen könnten und aus jenem Empfinden heraus, lud Gina ihren Auserwählten, schon für das folgende Wochenende zu sich ein. Sie wollte ihn ihrer Mutter und der kleinen Ina, ihrer Tochter, vorstellen. Dankend nahm Peter die Einladung an, wobei er große Mühe hatte, seine Verlegenheit zu unterdrücken.

Im Juli 1971 war ich mit meiner kleinen Tochter, die zu diesem Zeitpunkt ein halbes Jahr alt war, mal wieder einige Tage zu Besuch bei unseren Eltern in Groß Waldorf. Es war ein warmer, sonniger Juli. Ich genoss die Zeit in der Heimat intensiv. Mein kleiner Schatz trug wesentlich dazu bei, Mutti und Vatis Herz zu erfreuen. Gemeinsam unternahmen wir Spaziergänge und besuchten die große Dorfverwandtschaft. Peter wusste nichts von meinem Besuch und war, wie ich entsprechend überrascht und erfreut, als wir uns nach langer Zeit an gleicher Stelle wiedertrafen. Seine Aufmerksamkeit galt als erstes meinem Baby, das ihn bei seinem Blick in den Kinderwagen sogleich anlächelte und ihm seine nackten Beinchen, die in rosa Schühchen steckten, entgegenstrampelte. Peter schien zunächst entzückt, aber seine Gesichtszüge wiesen sogleich Nachdenklichkeit auf, die dann in eine Traurigkeit fiel. Mit den Worten: „Das hatte Liesel sich so sehr gewünscht" sah er mich wehmütig an und bekam dabei feuchte Augen. Ich unternahm sofort alle Bemühungen, ihn zu beruhigen und redete auf ihn ein: „Mensch, Peter, das tut mir so leid – ich dachte, du hättest bereits einen größeren Abstand gefunden, aber ich kann das gut verstehen. Ich kenne deine Gedanken, die du dir jetzt machst, ganz genau. Es ändert nichts an der schrecklichen Tatsache, die vorhanden ist, mit der du dich scheinbar noch immer nicht abgefunden hast! – Oder?" Peter war nicht imstande zu antworten, er wandte sich ab und wischte sich eilig Tränen aus den Augen. Ich brachte den Kinderwagen außer Sichtweite. Die Kleine war inzwischen eingeschlafen und so hatten wir noch viel Zeit für Unterhaltungen. Ich war sehr neugierig, wie es ihm inzwischen ergangen war und hoffte, dass er mich, wie vor einem Jahr etwas tiefer in sein Inneres blicken lässt und ich ihn seelisch unterstützen könnte.

Mit dem Thema „Wetter", das immer funktioniert, konnte ich eine Wende in unser Gespräch bringen und Peter dazu überreden, mir zu berichten, was er mit diesem schönen Sommer so anzufangen wüsste. Er erzählte, dass er jetzt sehr oft am See in Seedorf wäre und nicht mehr allzu oft an unserem und seinem und Liesels damaligen Ausflugsziel am Stechlinsee. Dass seine Besuche in Seedorf hauptsächlich Gina galten, verschwieg er mir allerdings noch. Obwohl einige meiner Fragen in die Richtung gelenkt waren, wie es denn mit einer neuen Bekanntschaft bei ihm aussähe, umging er die Antworten geschickt. Ich hatte keine Mühe gescheut, ihm das Leben mit einer neuen Partnerschaft in den höchsten Tönen schmackhaft zu machen. Eigentlich genau so, wie ich es schon vor einem Jahr getan hatte, aber dieses Mal redete ich ihm noch ein wenig intensiver ins Gewissen, mit Ratschlägen wie: „Wirf deinen alten Mantel ab Peter, der Mantel ist ein Schatten der Vergangenheit, die holst du nie mehr zurück! Mache Tabula rasa in deinem Kopf, damit du deinen Seelenfrieden findest und versuche nur nach vorn zu schauen, sonst wirst du nie mehr glücklich und deiner Gesundheit, die doch schon so angekratzt ist, durch die ganzen Ereignisse, ist es ganz und gar nicht zuträglich. Ich weiß auch, dass es leichter ist, jemandem zuzusprechen, wenn es einen selbst nicht betrifft, dennoch solltest du die Allgemeinheit, die dir das selbe rät, ein wenig akzeptieren. Alle wollen nur dein Bestes, alle sorgen sich um dich. Versprich mir, dass du dich ab sofort um dich kümmerst und versuchst hauptsächlich nach vorn in die Zukunft zu schauen. Das Leben kann schön sein!" Mir blieb nur, und das tat ich aus ehrlichem Herzen, ihm alles erdenklich Gute zu wünschen. Peter hatte es versprochen und wir gelobten, uns spätestens in einem Jahr wieder an gleicher Stelle zu treffen-

und dann hoffentlich mit einem strahlenden Petergesicht, das war mein Wunsch.

Mutti ist uns mit „Kaffeetrinken" in die Parade gefahren, als wir so gut wie alles besprochen hatten. Oder? Vielleicht hatte er mir noch von Gina erzählen wollen und ist nicht mehr dazu gekommen? Wahrscheinlich hatte er Mutti und Vati auch noch nicht von seinem neuen Glück erzählt – sie hätten es mir gesagt. Und so blieb es nicht aus, dass man sich weiter um Peter sorgte. Wir saßen alle noch eine Weile gemütlich zusammen, tratschten und klatschten über Neuigkeiten aus dem Dorf-, Arbeits- und Familienleben, woran sich auch Peter scheinbar mit Interesse beteiligte und dabei immer lockerer wurde. Seine Stimmung erhellte sich zusehends, er lächelte meine Kleine an, die inzwischen wieder die Aufmerksamkeit der gesamten Runde auf sich gezogen hatte. Peter hatte die Kleine sogar auf den Arm genommen und sich in Babysprache mit ihr unterhalten. Ich freute mich, ihn so zu erleben und hoffte, dass er doch noch den richtigen Weg findet – seinen Weg, den Weg in eine glücklichere Zeit. Es blieb nicht unbemerkt, dass Peter ständig auf seine Armbanduhr schaute und als er sich dann eilig verabschiedete, er müsse noch bei seiner Schwester vorbeischauen, sahen wir ihn in Richtung Seedorf fahren. „Sein Weg"

Die Tage im Elternhaus brachten neben freudigen Ereignissen für mich auch immer wehmütige Erinnerungen an unsere verlorene Schwester hervor. Ein Schrank voller unbenutzter Sachen: Liesels akribisch zusammengestellte Aussteuer stand noch immer unangetastet da, im ehemaligen Kinderzimmer, in dem wir, Mutter und Kind, während unseres Aufenthaltes schliefen. Ich hatte nicht den Mut und die Muße, auch nur eine Tür des Schrankes zu öffnen. Mutti hatte mich bereits aufgefordert, mir gebräuchliche Dinge auszusuchen, aber ich brachte es nicht fertig und lehnte dankend ab. Ich gab ihr zu verstehen, dass ich nichts brauchte, mein Haushalt fast vollständig wäre. Das war zum sehr großen Teil einem erst kürzlich eingetretenen Umstand zu verdanken: Der Haushalt der Großeltern meines Mannes war zu diesem Zeitpunkt wegen des Todes des Großvaters und dem Umzug der Großmutter in ein Pflegeheim aufgelöst worden. Weil er der einzige Sohn und Enkelsohn war, gab es eine reichliche Ausstattung, die schon fast des Guten zu viel für uns war. So konnte ich es umgehen, Erinnerungsstücke, die mich nur schwermütig gemacht hätten mit nach Hause zu nehmen.

Im ehemaligen Kinderzimmer war es ohnehin viel zu erinnerungsträchtig. Eine unheimliche Stimmung überkam mich jedes Mal, wenn ich abends auf den Schlaf wartete. An eine Episode, die mich damals als Dreizehnjährige gequält und aus der mich Liesel gerettet hatte, kam mir an einem solchen Abend in den Sinn: Meine Schulklasse hatte eine schöne Weihnachtsfeier organisiert. Wir waren sehr ausgelassen und in bester Stimmung. Ein Junge aus meiner Klasse wollte mich unbedingt nach Hause begleiten. Mit einem kleinen Küsschen, das erste in meinem Leben, hatte er sich verabschiedet. Danach habe ich sehr lange auf meine Regel warten müssen. Ich war todunglücklich – wusste nicht aus noch ein -Angstzustände plagten mich - ich glaubte, schwanger zu sein - bis ich mich entschloss, mich meiner liebsten Schwester Liesel anzuvertrauen. Sie hatte schon einen kleinen Moment länger Erfahrungen mit den Dingen der Menstruation und könnte mir sicher einen Rat geben. Sie lachte mich aus, als sie von meinen Ängsten hörte. „Vom Küssen bekommt man noch keine Kinder“, erklärte sie mir und gab mir den Rat, nicht ständig daran zu denken, dann würde sich alles von selbst regeln, womit sie Recht behielt und ich war ihr sehr dankbar dafür. Später war sie es, die mich auf mein Drängen über die Sexualität aufklären musste.

Wir beide waren uns sehr vertraut, erzählten uns alles, was besonders im Teenageralter sehr wichtig und von großem Vorteil für uns war. Auch über unsere Eltern meckerten wir, wenn wir uns ungerecht behandelt fühlten. Das kam häufig vor, denn wir, die beiden Mädels aus der Mitte, waren beim Abwaschen und einer erheblichen Reihe häuslicher Arbeiten am meisten gefragt. Die älteste Schwester war selten da und die jüngste, das Nesthäkchen, wurde etwas verwöhnt, wie es bei den Letztgeborenen meistens geschieht. „Das Abwaschen" war immer ein Kampf - plötzlich mussten alle zur Toilette oder hatten etwas überaus Wichtiges zu erledigen. Aber wie schon gesagt, den Kampf hatten Liesel und ich meistens verloren, unser Jammern: „Immer müssen wir abwaschen" half uns aber nicht – und weil wir das wussten, kamen wir nicht um die Arbeit herum. Um den Abwasch der Töpfe wurde dann noch einmal gekämpft. Niemand wollte die Töpfe abwaschen. Dann begann noch einmal ein Feilschen, das manchmal in Überlautstärke ausgetragen wurde. Noch lauter wurde es, wenn unsere Erziehungsberechtigte eingreifen musste – dann waren wir alle die Unterlegenen.

Meine Schlafversuche scheiterten wieder einmal in dieser kindvertrauten Umgebung. Manchmal genoss ich es sogar, in alten Erinnerungen zu schwelgen. Am liebsten aber, wenn es die angenehmen waren. Zum Beispiel die Erinnerung an unsere Kindergartenzeit. Wir vier Mädchen besuchten gern den Kindergarten. Es störte uns nicht, dass wir auf harten Bänken unseren Mittagsschlaf abhalten mussten. Wir liebten unsere Kindergartentante, die Spiele, die Basteleien, das Holzspielzeug ... und Frau Schmidt, eine ältere Dame, die im Kindergartenhaus wohnte und uns mit Obst aus ihrem Garten verwöhnte. Sie teilte das Essen aus, reparierte die Puppen und hatte immer ein gutes Wort für alle. Immer pünktlich um siebzehn Uhr stellte sich Frau Schmidt ein, dann wussten wir: es ist Feierabend. Dann stellten wir uns ohne Aufforderung in einen Kreis auf und sangen alle gemeinsam das Abschiedslied:

„Fünf Uhr hat's geschlagen,
wir müssen jetzt gehen, die Mutti wird warten,
darum sagen wir, Auf Wiedersehen!".

Wenn Frau Schmidt einmal nicht erschienen war, klopften wir an ihre Tür, um uns zu verabschieden.

Auch die Schulzeit war mir an diesem Abend wie gestern in Erinnerung. Ich ging in Gedanken die Schüler meiner Klasse namentlich durch. Versuchte, sie den Schulbänken zuzuordnen, ihr Aussehen und ihre Eigenschaften herauszustellen ... Und da fiel mir plötzlich ein Lehrer mit besonderem Witz ein. Wenn er zum Unterrichtsschluss die Frage stellte: „Was ist Zehn-Packen minus Neun-Packen?" Wir jubelten laut los und so schnell wir konnten waren wir beim Ein-Packen – dann war die „Schule aus".

Wenn auch Liesel jedes Mal allgegenwärtig war, schaffte ich es meistens doch noch, durch positive Gedanken meinen Schlaf herbeizurufen. Als ich noch Kind war, hatte ich mir meine eigene Einschlaftaktik geschaffen: Ich konnte vor meinen Augen ein riesiges Sternental bilden: Um mich herum bildeten sich viele ganz kleine bunte Sternchen, die in einer sehr großen Vertiefung umher- und an mir vorbeischwirrten. Damals kannte ich noch keine 3-D-Funktionen; heute könnte ich es so beschreiben. Aber diese Kindheitsträumereien sind leider vorbei – ein 3-D-Sternental kann ich nicht mehr herbeizaubern. So viel Mühe ich mir auch gebe, es funktioniert heute nicht mehr - leider.

Im Wartezimmer von Dr. Hansen, Peters Hausarzt in der Kreisstadt, warteten viele Patienten geduldig. Auch Peter harrte schon seit einer Stunde den Dingen und wurde immer ungeduldiger. Je länger es dauerte, desto mehr drückte das Unwohlsein und die sorgenvollen Gedanken über die Ursache seiner Atemnot, die er in den letzten Wochen des öfteren verspürt hatte, auf sein Gemüt. Nein, er konnte jetzt keine Krankheiten gebrauchen, er wollte ein neues Leben mit Gina beginnen – dafür wollte er einfach nur gesund sein. Und, dass das sogar möglich ist, hatte Dr. Hansen, nachdem er ihn untersuchte, nicht in Abrede gestellt. Er könnte bei Einhaltung ganz profaner Dinge sehr gesund ein langes gutes Leben erreichen. Sein Verdacht war, dass Peter noch immer unter emotional zu hohem Stress stand und darum forderte er ihn noch einmal mit Nachdruck auf, psychologische Betreuung in Anspruch zu nehmen. Eine gute Möglichkeit wäre auch eine psychosomatische Kur und er stellte die Frage: „Was halten Sie von einem Kuraufenthalt? Den könnte ich sehr kurzfristig für Sie beantragen! In Ihrer Situation halte ich das für ein sehr geeignetes Mittel, wieder psychisch und physisch ins Gleichgewicht zu kommen!“ Dr. Hansens Worte rüttelten Peter auf und machten ihn überaus nachdenklich. Dazu hätte er im Moment so gar keine Zeit und Muße, was er Dr. Hansen natürlich nicht erzählen wollte, aber er wolle sich das noch einmal überlegen und bald Bescheid geben. Mit einem Krankenschein und diversen Verhaltensregeln ging Peter deprimiert und mit der Kinnlade auf der Brust aus dem Sprechzimmer.

Das Wartezimmer war noch immer bis auf den letzten Sitzplatz gefüllt. „Kopf hoch Peter!“ klang eine bekannte Stimme an sein Ohr: „Ach, du, Jochen, was machst du denn hier?“ Auf Peters Frage antwortete er, wie immer humorig und gut gelaunt: „Ja, das wollte ich dich gerade fragen, alter Kumpel. Was ist los mit dir?“ Im Flüsterton – es sollte niemand mitbekommen - antwortete Peter: „Ist nichts Schlimmes, ich soll zur Kur, was sagst du denn dazu?" Jochen machte ihm den Vorschlag: „Hast du hier in der Stadt noch etwas zu erledigen? Wenn ja, könnten wir uns nachher auf ein Käffchen treffen. Lass uns das mal unter Männern ausbaldowern! Ich habe Zeit!" Peter sagte sofort zu: „Ich bin ab sofort krank geschrieben, habe alle Zeit der Welt - ich warte auf dich am Markt. Sein alter und nun wieder neuer Freund Jochen hatte ihm in letzter Zeit sehr gut getan; ihm mit guten Ratschlägen und freudigen Momenten zur Seite gestanden. Peter war froh, dass sie sich wiedergefunden hatten und glaubte an einen Fingerzeig des Schicksals, weil sie sich ausgerechnet jetzt und wie ihm schien, wieder zum richtigen Zeitpunkt getroffen hatten. Er glaubte an eine Glückssträhne und freute sich auf einen warmen Kaffee.

Den tranken sie genüsslich bei „Erika", dem einzigen Kaffeestübchen in der Stadt. Zu Beginn ihres Gespräches forderte Peter Jochen auf zu beichten, warum er bei Dr. Hansen war und wie es ihm ginge. Sein damaliger Beinbruch war nicht richtig zusammengewachsen und mache noch immer Probleme, die aber keine riesigen Beeinträchtigungen darstellen. „Damit kann ich leben, muss nur noch das Metall herausoperieren lassen", erklärte Jochen überschwellig.
„Männergespräche können sehr wohltuend und nützlich sein mein Lieber, und nun heraus mit der Sprache. Erzähl Onkel Jochen wo der Schuh drückt" Jochen klopfte Peter bei dieser Aufforderung leicht auf den Rücken, „Zier dich nicht, wir werden das Kind schon schaukeln!" Aber Peter wusste nicht, wie er es seinem Kumpel erklären sollte, dass er noch immer gefühlsschwankend ist, nachts schlecht schläft, oft Schweißausbrüche, Herzklopfen und in letzter Zeit sogar manchmal leichte Atemnot bekäme. Aber Jochen ließ nicht nach und auf sein Drängen: „... heraus mit der Sprache ... von Mann zu Mann", nahm er sich ein Herz

und erzählte ihm von seinen Problemen. „Das Vergessen alter Zeiten" bekäme er einfach nicht in den Griff, obwohl ihm durchaus bewusst war, dass das die Ursachen seines Gesundheitszustandes darstellte. „Du solltest unbedingt das Kurangebot annehmen, Peter. Ich weiß, dass Gina großes Verständnis dafür aufbringen wird. Sie will auch nur dein Bestes und vor allem einen gesunden Partner. Ihr seid noch in der Kennenlernphase, da sollte es euch nicht schwer fallen ein paar Wochen zu überbrücken!" „Das glaube ich alles, aber da gibt es mein neues Arbeitsverhältnis. Ich habe da noch nicht lange genug Fuß gefasst und soll jetzt schon ausfallen. Das liegt nicht in meiner Mentalität und außerdem muss ich in einem Monat noch einmal zu einem Lehrgang!" war Peters Antwort. Das alles ließ Jochen nicht gelten. „Gesundheit geht vor, basta, das ist mein letztes Wort!", widersprach Jochen und Peter musste einen Rückzieher einstecken. Aber er zeigte Einsicht und schließlich versprach er Jochen, sich auf eine Kur einzulassen, auch wenn es schwer fallen wird. „Am kommenden Wochenende sind wir am See, wenn es Badewetter ist. Ich würde mich freuen, wenn wir uns alle dort treffen könnten. Bin gespannt, was Gina sagt!" Das waren Jochens Abschlussworte und mit „bis dahin" verabschiedeten sich die beiden Freunde.

Peter fuhr anschließend mit einem unguten Gefühl zu seiner Dienststelle, um sich krank zu melden. Vor der Baracke seines Vorgesetzten traf er auf Vati, der mit einem großen Handwerkskasten auf ihn zukam. „Tach Peter, muss hier ´was reparieren. Du bist krank, habe ich gehört? Ja, das spricht sich schnell rum! Was ist los?" Vatis Frage hatte Peter nur mit einem Schulterzucken und einem „mal sehen!" beantwortet und mitgeteilt: „Ich komme die nächsten Tage bei euch vorbei – grüß zu Hause!" Mit sorgenvollem Blick schaute Vati Peter hinterher, der schnell in der Baracke verschwunden war.
„Krank ist krank, da kann man nichts machen!" Ohne

weiteren Kommentar, nahm Peters Vorgesetzter den Krankenschein an, wünschte gute Besserung und reichte ihm die Hand. Verdutzt ging Peter rückwärts in Richtung Tür, schloss diese fast unhörbar und blieb nachdenklich einen Moment dahinter stehen. Aus dem gegenüberliegenden Zimmer trat zur gleichen Zeit eine bekannte Kollegin heraus. Beide begrüßten sich freundlich und Peter wurde sogleich aufgefordert, den Grund seines Hierseins zu erklären. Sein Erstaunen über die unkomplizierte Akzeptanz seines Krankenscheins erklärte die Kollegin mit: „... ist doch das Normalste von der Welt ...!" Ein kleiner Plausch, in dem Peter von seiner Unentschlossenheit eine Kur anzunehmen berichtete, ging für ihn ebenso erstaunlich aus, als sie ihm vollstes Verständnis ihrer beider Vorgesetzten signalisierte. Eine Sorge weniger, dachte Peter und fuhr erleichtert durch den schönen Sommertag nach Hause.

Peters Kranksein schloss eine Bettlägerigkeit völlig aus. An der frischen Luft sollte er sich aufhalten, in die Sonne sehen, wenn sie scheint, keine schwere Arbeit verrichten und sich mit positiven Gedanken umgeben. Durchaus auch Kraft zu schöpfen aus guten Erinnerungen und Erlebnissen. Das hatte ihm Dr. Hansen eindringlich ans Herz gelegt.
Die Bank im Garten bot an diesem schönen Tag alle Voraussetzungen dafür. Sehr oft hatte er dort gesessen, wenn er nachdenken oder abschalten wollte – woraus manchmal die erstaunlichsten Ergebnisse hervorgingen. Von diesem schönen Platz konnte er das saftige Grün der Wiesen und die bunten Blumen im Garten, die Kastanienbäume vor dem Haus, die gerade ihre rosa Dolden an die jungen Früchte verloren hatten... auf seine Seele wirken lassen. Vater Paul hatte sich zum Mittagsschlaf gelegt. Eine gute Gelegenheit für Peter, diesen schönen Tag in sich aufzunehmen.
Eigentlich müsste es mir doch gut gehen: Ich habe Arbeit, lebe in einem schuldenfreien Haus, eine neue Partnerschaft

entwickelt sich ganz in meinem Sinne; ich kann mir vieles leisten ... Warum schaffe ich es nicht, diese Werte richtig zu nutzen? Mit Selbstvorwürfen balancierte er sich wieder in ein Gedankenspiel, bis sein Kopf zu schmerzen begann.

Frau Schulz, die Nachbarin hatte schon eine Weile in ihrem Garten gearbeitet und Peter ganz nebenbei beobachtet. Sie konnte ihre Neugierde nicht unterdrücken und wollte unbedingt erfahren, warum Peter nicht zur Arbeit musste und kam fragend zu ihm herüber. „Was ist mir dir Jungchen? Hast du Urlaub?", tastete sie sich vorsichtig heran. „Du bist hoffentlich nicht krank ...?" Peter drehte sich in eine andere Richtung und rollte mit den Augen - eigentlich wollte er seine Ruhe haben, aber Frau Schulz war immer nett und zuvorkommend und sehr besorgt um ihre beiden Nachbarn. Sie ließ nicht locker, wollte alles wissen. Sie setzte sich neben Peter und stellte Fragen über Fragen. Ihm blieb nichts weiter übrig, als ihr alles zu erzählen. „Pass mal auf mein Freund", sagte sie nun beherzt: „So geht das nicht weiter mit dir! Du wirst schön zur Kur fahren, damit endlich Ordnung in deinen Kopf kommt und ich werde ein Auge auf deinen Vater haben. Du kannst ganz ohne Sorge sein. Deine Schwester ist auch in der Nähe - was soll da passieren? Es wird höchste Zeit, dass du mit dir ins Reine kommst!" „Ja, versprochen, liebste Frau Schmied!", antwortete Peter brav. Ihm blieb nichts anderes übrig, denn manchmal war sie wirklich wie eine Mutter. Er wollte und konnte sie nicht enttäuschen. „Schön, ich nehme dich beim Wort! Und nun kochst du uns Kaffee und weckst deinen Vater. Ich hole uns Kuchen herüber, dann können wir hier gemeinsam unseren Nachmittagskaffee einnehmen!" Ordnete sie an, und verschwand durch den Hintereingang des Gartens. Hart, aber herzlich, dachte Peter –ein ihm eigenes Schmunzeln trat dabei in sein Gesicht.

Das gemeinsame Kaffeetrinken empfanden alle als pure Entspannung. Die Runde hatte sich sogar noch vergrößert, weil Herr Schulz und entferntere Nachbarn, mit denen man sonst nur über den Gartenzaun kommunizierte, sich spontan dazu gesellten. Es hatte sich ein heiterer und entspannter Erfahrungsaustausch entwickelt. So eine Geselligkeit hatte es an dieser Stelle sehr lange nicht gegeben. Die Abwechslung kam Peter dann doch sehr gelegen, denn er konnte davon profitieren und letztlich den Entschluss ziehen: „Gemeinsam ist man stärker."

Diese Erkenntnis wirkte sich positiv aus und stärkte ihn, als er einige Tage danach noch eine Hürde nehmen musste. Gina wollte Peter ihrer kleinen Familie vorstellen. Dazu hatte sie in ihrer kleinen Wohnung einen einladenden Kaffeetisch hergerichtet und auch selbst einen leckeren Kuchen gebacken. Peter wurde von den „drei Mädels", Ginas Mutter, Gina und deren kleiner Tochter Ina, beim Eintreffen so unkompliziert aufgenommen, als würden sie sich schon seit langer Zeit kennen.
Die kleine Tochter wusste mit dem fremden Gesicht noch nichts anzufangen, sie zeigte sich Peter gegenüber aber nicht fremd. Die Entschuldigung von Mutter und Tochter, dass man heute wegen des Regens draußen am gemütlichen Platz vor dem Haus den Kaffee nicht einnehmen könne, war für Peter unbedeutend. Seine Absicht war nur, das neue Terrain mit seinem ganzen Inhalt kennen zu lernen, um sich hoffentlich problemlos in die Familie integrieren zu können. Dass dem nichts im Wege stand, bemerkte er relativ schnell. Bei Kaffee und Kuchen, lockeren und entspannten Gesprächen wurden sich die drei Erwachsenen schnell vertraut.
Als es zu regnen aufgehört hatte, unternahmen Gina und Peter mit der Kleinen einen ersten gemeinsamen Spaziergang durch den Ort. Ginas Mutter „Mama", so sollte Peter sie ab heute nennen, hatte sich entschuldigt. Sie mochte das

junge Glück nicht stören, sondern wollte sich inzwischen um das Abendessen kümmern, wozu Peter selbstverständlich eingeladen war.
Ein junges glückliches Paar wurde, wie es in einem kleinen Ort nun mal üblich ist, von den Dorfbewohnern beäugt und entsprechend bewertet. „Ich kann sehen, was die Leute denken“, gab Gina Peter zu verstehen. Den interessierte das nur zweitrangig. Er war glücklich und zufrieden mit der Situation, seine Gina und einen Kinderwagen an der Hand zu haben.
Sie gingen zum See, ihrem ersten Treffpunkt. Dort schaute Peter seiner Herzdame tief in die Augen und gestand ihr, dass er sie sehr mag und mit ihr solche schönen Momente immer wieder erleben möchte.

Auf dem Heimweg trafen sie „das Prinzenpaar“ Jochen mit Familie. „Wow! Wen haben wir denn da? Eine richtige kleine Familie! Das sieht sehr harmonisch aus! Kennen wir die?“ Jochen machte wieder seine Späßchen. Alle lachten und fielen sich in die Arme. „Ich freue mich, dich so zu sehen, mein Guter!“, raunte Jochen bei der Umarmung Peter ins Ohr. Die üblichen Fragen und Antworten über Wohlbefinden und alltägliche Dingen wurden ausgetauscht und man erinnerte sich gegenseitig, die Verabredung für das nächste Wochenende am See nicht zu vergessen.

Peter fühlte sich sichtlich wohl im neuen Kreis freundlicher Menschen, die ihm wertvoll waren. „Hier habe ich eine neue Liebe und einen alten Freund wiedergefunden – hier bleibe ich!“ gestand Peter aus tiefem Herzen seiner Gina. „Ja, das hatte ich auch vor, ich möchte nicht woanders sein!“, war ihre Antwort, womit sie eigentlich schon für beide die lokalen Voraussetzungen geklärt hatte.

Nach dem Abendessen fuhr Peter artig wieder nach Hause. Noch hatte er nicht den Mut, mehr als ein Küsschen und Umarmungen mit Gina zu wechseln. Sie war ihm sympathisch und er mochte sie wirklich gern. So gern, dass er bereits beschlossen hatte, mit ihr eine Zukunft aufzubauen. Die Zukunft würde in Seedorf liegen, das hatten beide heute Abend unmissverständlich festgestellt, darüber wolle und müsse er nicht mehr sinnieren.

„Die Blätter beginnen bereits ihre Farbe zu ändern. Spürst du auch schon den Herbst, Peter?"
Vater Paul und Peter saßen wieder einmal gemeinsam draußen auf der Gartenbank. Peter hatte bemerkt, dass sein Vater in letzter Zeit oft mit seinen Gedanken woanders war, darum mühte er sich sehr, ihn etwas zu unterhalten. „Ja, Vater, wenn das Getreide von den Feldern geerntet ist, gehen wir mit großen Schritten auf den Winter zu. Du weißt ja, dann ist auch schon bald wieder Weihnachten. Die Zeit geht rasant und bevor wir uns versehen, sind alle Messen gesungen!" Als Kind fand Peter, wie sicher alle Kinder, die Diskussionen der Erwachsenen über die Zeit, die zu schnell vergeht, unangebracht. Er hatte kein Verständnis dafür aufbringen können, weil er es anders empfand. Nun ist er selbst dort angekommen. Er wunderte sich über sich selbst, bemerkte aber noch rechtzeitig, dass das nicht die Unterhaltung sein kann, die Vater Paul aufmuntert.

„Na, nun sieh mal nicht so negativ in die Zukunft! Im Moment bist du auf einem Weg, der mir für dich wie geschaffen erscheint, den solltest du bis zum Ende gehen. Darüber würde ich mich sehr freuen.", sagte Vater Paul. Im Prinzip war Peter auch seiner Meinung, aber in Hinblick auf Zeiten die zurücklagen, kam noch immer Trauer in ihm auf und darum konnte er nur antworten: „Sieh mal, Mama und Liesel sind seit über einem Jahr nicht mehr bei uns. Und dabei denke ich immer, dass war alles erst gestern! Ist das nicht alles verrückt?" „Und wie, mein Sohn! Wir beide harren hier noch immer der Dinge. Es wird Zeit, dass eine Frau ins Haus kommt, die uns zur Hand geht und die einen anderen Wind hier rein bringt!" Einen anderen Wind wollte nun Peter in das Gespräch bringen und beruhigte seinen Vater mit den Worten: „Das kann ich mir auch gut vorstellen – vielleicht dauert das gar nicht mehr lange. Ich habe mit Gina bereits darüber gesprochen. Wir wollen uns eine gemeinsame Zukunft aufbauen. Wo das stattfinden soll, wissen wir noch nicht genau, aber `das Wie` steht schon fest." Nicht alles an seinen Worten entsprach der Wahrheit. Peter flunkerte absichtlich, denn er wollte seinen Vater im Moment nicht beunruhigen, ihm darum noch nicht sagen, dass Gina sich bereits entschieden hatte, in Seedorf zu bleiben und er auch schon diese Entscheidung getroffen hatte.

Von Peters Mitteilung angenehm überrascht, ließ, sein Vater ihn wissen:
„Darauf freue ich mich schon und nehme es gern in Kauf, hier noch eine Weile allein zu verbringen. Im Moment finde ich genügend Abwechslung im Garten und mit dem Vieh. Aber bald kommt die kalte Jahreszeit, die empfinde ich als die schlimmste. Da kann man nur wenig nach draußen und manchmal hat man das Gefühl, es fällt einem die Decke auf den Kopf. Aber jetzt musst du's mir nachsehen, denn ich muss noch Futter für die Kaninchen und die Hühner holen!"

Das hatte Peter bisher noch nicht bedacht: Ja, was soll mit Vater Paul und dem Anwesen hier werden? Wieder wurde er vor eine neue Herausforderung gestellt. Aber er ließ an diesem Tag, der noch jung und schön war, keine trüben Gedanken an sich heran. Das wollte er später mit seinen Geschwistern beraten, nahm er sich vor und war froh, darüber jetzt nicht weiter nachdenken zu müssen. Vielmehr wollte er den Tag für angenehmere Dinge nutzen. Nachdem er seinem Vater beim Futterholen geholfen hatte, fuhr er nach Seedorf zu Gina.

Unterwegs fiel ihm auf, dass er in letzter Zeit sehr oft den Friedhof in Groß Waldorf, an den er auf seinem Weg zu Gina zwangsläufig vorbei musste, schon viel zu oft links liegen gelassen und Liesels Grab lange Zeit nicht besucht hatte. Der Tag war wie geschaffen dafür und kurz entschlossen, bog er auf den kleinen Pflasterweg, der zum Friedhof führte. Immer, wenn er das friedliche Terrain betrat, pochte sein Herz schneller und ein beklemmendes Gefühl machte sich jedes Mal in seinem Bauch breit.

Noch beklemmender wurde sein Gefühl, als Peter beim Öffnen des schweren eisernen Tores mehrere Gestalten an Liesels Grab wahrnahm. Mutti und Vati saßen auf einer Bank neben dem Grab und sahen mir dabei zu, wie ich mich bemühte, das schönste Muster um das Grab zu harken. Das schien auf diesem Friedhof ein Wettbewerb zu sein. Immer, wenn ich zu Besuch war, hatte ich mir es nicht nehmen lassen, an diesem „Wettbewerb" kreativ teilzunehmen.
Ausgerechnet an diesem Ort hatten wir uns nach einigen Wochen wiedergetroffen. „Welch ein Zufall!" stellten wir vier gemeinsam fest und fielen uns in die Arme.
Mutti wollte mal wieder alles von Peter wissen, warum er lange nicht bei ihnen war, wie es ihm ginge ... und lud ihn nach „da drüben" ein, gegenüber in unser Zuhause. Den Ort, an dem wir uns gerade aufhielten, hatte sie für einen solchen Informationsaustausch für nicht angemessen gehalten. Aber weil Peter etwas viel Besseres geplant hatte, versuchte er sich mühevoll zu entschuldigen und die Einladung auf später zu verschieben. Sein Verhältnis mit Gina hatte sich bereits herumgesprochen. Wie konnte es auch anders sein. Dafür sind fünf Kilometer keine Entfernung. Schließlich kennt fast

jeder jeden. In den umliegenden Orten ist man hungrig auf Neuigkeiten – nicht zu sagen „neugierig“. Peter und Gina genossen allerdings aller Leute Zuspruch. Und so habe auch ich von seinem jungen Glück erfahren dürfen.

Mutti und Vati, hatten sich verabschiedet, Peter schob sein Motorrad langsam bis zum Ende des Weges neben sich her und ich nutzte die Möglichkeit, Peter auszufragen. Eigentlich hatte er den Fokus schon darauf gerichtet. Es brannte ihm scheinbar unter den Nägeln, mir alles von und über sein neues Leben zu erzählen. Er schien sehr erleichtert,dass nach dem er mir von seiner neuen kleinen Familie berichtet hatte.
„Das hast du mir vor ein paar Wochen verheimlicht. Und ich habe gedacht, wir sind Freunde. Wir haben uns doch immer alles erzählt“, maßregelte ich ihn in lieblicher Form. „Aber, ich freue mich für dich; und wie! Du hast jemanden gefunden, den du liebst, was kann dir Besseres passieren!“
Peter beichtete: „Ich fand beim letzten Mal nicht den Mut, auch weil ich emotional ziemlich angeschlagen war, hat es sich einfach nicht ergeben. Jetzt bin ich gerade auf dem Weg zu ihr. Es wird ein Überraschungsbesuch. Eigentlich wollte ich dieses Wochenende zu Hause verbringen, aber es treibt mich zu ihr. Ist das schlimm?“ Ich war gerührt von seinen ehrlichen und offenen Aussagen – sie klangen so entschuldigend. Mir war es ein Bedürfnis, ihm zu versichern, dass ich ihm und seiner neuen Familie, sehr aufrichtig alles Gute wünsche. Peter musste mir versprechen, mich auf dem Laufenden zu halten. Handys hatten wir damals noch nicht, aber die Kommunikation bot viele Möglichkeiten. In diesem Fall über Dritte, zum Beispiel über unser Elternhaus.

Für Peter schien die Sonne auch, wenn sie nicht am Himmel stand. Das war, was ihm alle gewünscht hatten. Eine harmonische Dreisamkeit – in diesem Fall Mama nicht mit eingeschlossen. Aber auch in dieser Situation war ein harmonisches Miteinander gegeben. Das Drei-Mädel-Anwesen hatte nun einen Beschützer, zugleich einen Hahn im Korb. Mama, mochte ihren Hahn und tat alles, ihn nicht wieder losflattern zu lassen. Ihre Kohlrouladen waren das beste Bestechungsmittel. Als das sah es Peter aber nicht an, sondern einfach nur, als das allerbeste Schwiegermutteressen. Und weil er spürte, dass man sich seine Schwiegermama in spe, warm halten müsse, schmeichelte er ihr, in dem er das Essen in den höchsten Tönen lobte. Die Wirkung war: Jeden zweiten Sonntag standen Kohlrouladen auf dem Tisch.

In der Vorweihnachtszeit empfand Peter es in der kleinen gemütlichen Wohnung bei Gina besonders anheimelnd. Aus welchen Gründen auch immer, es war dieses Empfinden, worüber er nicht detailliert nachdachte – ein Gefühl eben, das er einfach nur genoss.

Ein Adventssonntag: Peter und Vater Paul waren zum Mittagessen bei Schwester Ingrid in Groß Waldorf eingeladen. Und weil es auf seinem Weg lag, sollte Vater Paul nun endlich Ginas Familie kennen lernen. Es war an der Zeit, denn bisher kannte er sie nur aus Peters Erzählungen. Seine ihm eigene Zurückhaltung wurde durch die kleine Ina einigermaßen schnell aufgeweicht. Ihm wurde warm uns Herz, als er dem kleinen quirligen Geschöpf bei ihren Spielchen zuschaute.

Die Brücke Kind–Erwachsener wurde sehr schnell begehbar und ein reger Verkehr machte sich darauf breit. Ein Verkehrsstrom, der nach dem Willen der Kleinen nicht enden sollte. Angenehm erschöpft, war Paul schon bald der Meinung: „So ist es bei den kleinen Geistern, wenn man mit ihnen spaßt, sollte es am liebsten kein Ende nehmen.“ Worauf sich Peter und Gina veranlasst fühlten, Ina mit einem Bilderbüchlein für einen Moment zur Ruhe zu bringen.

Dann gaben sich die Jüngeren für einige Zeit ihren Interessen hin und die älteren Herrschaften einschliesslich Ginas

Mutter wägten sich in Erinnerungen aus vergangenen Zeiten. Am Ende des Besuches waren sich alle einig, sich baldigst in diesem Kreise wiedersehen zu wollen. Aber das bevorstehende Weihnachtsfest würde sicher Möglichkeiten dafür bieten, stellte man abschließend fest.

Damals wie heute sind in der Weihnachtszeit Feierlichkeiten und Zusammenkünfte verschiedenster Art reichlich und in zeitlich naher Reihenfolge angesagt. Gina traf sich mit ihren Schneiderkolleginnen zu einer kleinen Weihnachtsfeier. Mama besuchte die Rentnerweihnachtsfeier der Volkssolidarität und Paul war in seiner Eigenschaft als ehemaliges LPG-Mitglied zur Jahresausklangsfeier, bei der u. a. die Jahresauswertungen vorgenommen wurden, eingeladen. Auch Peters Dienststelle lud zu einer gemütlichen Zusammenkunft mit weihnachtlichem Charakter ein.
Vati und Peter, die nun seit einigen Monaten Arbeitskollegen waren, hatten sich nebeneinander gesetzt. Sie hatten sich viel zu erzählen und mal wieder die Gelegenheit ein Bierchen miteinander zu trinken. Peter brannte etwas auf der Seele und darum nutzte er gleich die Gelegenheit für ein Geständnis: „Entschuldige, dass ich immer an eurem Haus vorbei fahre, aber meine Zeit ist jetzt zweigeteilt: Ich bin jetzt gern für Ginas Familie da, muss mich aber auch um Paul kümmern, er möchte nicht ständig allein sein." Es war klar, dass Vati vollstes Verständnis signalisierte und ihm seine ungeteilte Freude zum Ausdruck brachte. „Außerdem wollte ich dir noch meinen Dank sagen, dass du mir die Stelle hier ans Herz gelegt und dich für mich eingebracht hast. Ich bin hier sehr glücklich und zufrieden – die Arbeit macht mir Freude. Wenn ich mich bemühe, nicht in ein schwarzes Loch zu fallen, dass sich manchmal ohne mein Zutun öffnet, muss ich sagen, fällt mir die Arbeit hier merklich leichter." Peters Worte fielen bei Vati auf fruchtbaren Boden, bis auf das „schwarze Loch"- das wollte er nicht akzeptieren und redete

ihm zum „tausendsten Mal“ ins Gewissen, positiver nach vorn zu schauen und Peter versprach zum „tausendsten Mal“ Besserung. „Die beiden Herren verstehen sich ja prächtig“, wurden sie von einem Arbeitskollegen angesprochen, der alles wissen wollte – woher sie sich kennen, wie sie zueinander stehen ... und entsprechend aufgeklärt wurde. Bis der nächste kam, der nächste kam, der nächste ... gleiches Thema, gleiches Szenario. Das Bier schmeckte immer besser, die Stimmung wurde immer fröhlicher, die Worte immer lauter. „Das muss auch mal sein“, meinte dazu gelassen der Chef des Ganzen und wünschte allen frohe Weihnachten und gesunde Feiertage ... eben das, was sich die meisten Menschen zu Weihnachten und zum Jahresende wünschen.

Nicht nur betrieblich auch privat versetzte die Weihnachtszeit Peter in diesem Jahr in eine anheimelnd glückliche Stimmung. Gar nicht zu vergleichen mit den Weihnachten der letzten zwei Jahre. Es war ihm eine Herzensangelegenheit, sich Dinge zu überlegen, die der kleinen Ina, aber auch ihrer Mutter und Mama zu Weihnachten Freude bereiten könnten. Für ein kleines Menschenkind, wie Ina hatte er sich noch nie Überraschungen ausdenken müssen. Um so schöner und spannender sollte das Schenken an diesem Heiligen Abend werden. Gedanklich malte er sich den Abend mit all seinen Facetten aus und konnte es schon nicht mehr erwarten, dass die kleinen Händchen die Geschenke auswickeln und er mit Gina und einem Gläschen Wein unter dem Weihnachtsbaum sitzen wird ... Aber da wurden seine Träume abrupt von Vater Paul unterbrochen, der ihn, wie im letzten Jahr an den Weihnachtsbaum erinnerte.

Nun musste Peter seinem Vater reinen Wein einschenken und ihm erklären, dass sie dieses Weihnachtsfest ganz bestimmt keinen Baum brauchen werden. Ingrids Familie wollte über die gesamten Feiertage Vater Paul zu sich nehmen. Und Peter selbst würde die meiste Zeit in Seedorf bei seiner neuen kleinen Familie verbringen. Paul, weil er vom Typ her als sehr introvertiert galt, nahm das mit geteilter Freude auf, gab sich aber mit dem, was ohne ihn beschlossen wurde, zufrieden. Schließlich würde sich die gesamte Familie eine Zeitlang mal wiedersehen. „Ja, ja, ihr werdet das schon machen“, waren seine wenigen Worte, die das besiegeln sollten.

Auch in unserer Familie traf sich an mindestens einem von zwei Weihnachtsfeiertagen die gesamte Familie. Feiertage und Geburtstage waren die Anlässe, zu denen man sich oftmals nach langen Pausen mal wieder traf. Da gab es natürlich immer viel zu erzählen, zu essen sowieso und reichlich zu trinken. Die Familie war groß und die Räumlichkeiten viel zu klein, aber wir sind gern zusammengerückt und fühlten uns dabei immer pudelwohl. Noch gemütlicher wurde es, wenn an manchen Tagen auch noch Verwandte aus dem Ort hinzu kamen. Dann waren wir jedes Mal verwundert, wie viele Menschen in diesen kleinen Raum hinein passen konnten.

Peters Weihnachten wurde im wahrsten Sinne ein Fest der Liebe, es verlief ganz nach seinen Vorstellungen. Das „Schenken und Beschenktwerden“ war ihm schon fast in Vergessenheit geraten. Doch dieses Mal hatte es sich sogar vervierfacht. Vier Menschen waren des Glückes fetteste Beute, als sie ein Päckchen nach dem anderen auspacken durften. Das Glück und die Freude hatten bei Peter zumindest für eine lange Weile die grauen Zeiten verdrängt. Er hoffte und wünschte sich ganz im Stillen, dass sie nie mehr zurückkämen. Und weil das Weihnachtsfest so schön war, hatte Peter seiner Liebsten Karten für einen Silvesterball im Nachbarort mit vielen Küsschen überreicht - ihr dabei gestanden, dass er sich auf ein neues Jahr mit ihr freue, er sich sicher sei, dass es ein ganz besonderes Jahr für sie werden wird und er es mit ihr in froher Erwartung begrüßen möchte.

Zufällig waren auch wir bei der Begrüßung dabei. Zeitlich hatte es sich in diesem Jahr so ergeben, dass wir, meine Schwestern und ich mit Partnern diesen Silvesterball besuchen konnten. So ein Dorfball mit Pauken und Trompeten war beliebt und wurde ausgelassen beschwoft. Zu einer solchen Festivität hielt es nur wenige Menschen zu Hause. Bier und Spirituosen flossen in Strömen, Wein war Mangelware, guter Wein ein aussichtsloses Verlangen, aber gute Laune Bedingung. Die meisten der Feiernden kannten sich; da blieb es nicht aus, dass Gespräche über „Gott und die Welt" angesagt waren. Man gab sich heiter und offen.

Und so lernten wir Gina kennen und sie uns. Wir alle hatten uns in unserem vorherigen Leben noch nie gesehen. Obwohl wir in Seedorf, Ginas Heimatort, Schwimmen gelernt hatten, waren wir uns noch nie bewusst begegnet. „Je später der Abend, je schöner die Begegnungen" bemerkte jemand aus unserer Runde. Spätestens nach dem Spruch: „Je schöner die Begegnung, je günstiger der Schnaps", fühlte sich Peter verpflichtet, „eine Runde springen zu lassen." Dann war jeder mit einer Runde dabei. Und als letztendlich noch Jochen mit Frau zu uns gestoßen waren, konnte es nicht ausgelassener zugehen. Wir spaßten, tanzten, tranken bis in den frühen Morgen. Als dann Peter und Gina nach langer Vermisstenmeldung wieder eintrafen, mussten sie frivole Sprüche hinnehmen, vom Knutschen, Sich-Paaren, Kinderkriegen ... und allerlei Ratschlägen. Aber sie nahmen es als gut gemeint hin. Schweren Herzens verabschiedeten wir uns am frühen Morgen. Alle waren einheitlich der Meinung, dass der wunderschöne Abend viel zu schnell vergangen war und dass wir uns in gleicher Runde bald wieder treffen müssten. Klar war auch: So etwas ist leichter gesagt, als getan. Allein die lokalen Verhältnisse gestalteten das nicht immer einfach. Mit den besten Wünschen für ein gutes Jahr ganz besonders für Peter und Gina, für die jeder noch einen persönlichen Wunsch loswerden wollte, gingen wir in verschiedene Richtungen auseinander.

Der Winter 1971/72 war sehr schneereich und kalt. Die Öfen lechzten nach Brennmaterial, das bei der Landbevölkerung hauptsächlich aus Holz bestand. Kohle wurde meistens nur zum Erhalten der Glut eingesetzt. Trotzdem wurde sie von den meisten Haushalten zahlreich gebunkert.

In unserer Hofanlage gab es immer große Holzberge. Einer unserer Schuppen war vor Einbruch des Winters stets bis unter das Dach voll mit gehacktem Holz, das hauptsächlich im Frühjahr herangeschafft wurde. Wenn es hieß: „Wir machen Holz.“, zogen die Männer in den Wald. Danach hörten wir, und das fand ich als Kind immer sehr anheimelnd, aus vielen Höfen die Töne der Kreissägen, die die meterlangen Holzstämme in Kloben sägten. Dieser schöne Sing-Sang gehörte zu den Alltagsgeräuschen in unserem Ort. Nachdem die Kreissägen ihr Werk getan hatten, wurden die Holzkloben auf einem Hauklotz mittels Beil und starken Muskeln in ofengerechte Holzspalten gehackt.

Bei Gina wurde im besagten Winter das Holz knapp und weil Peter und Vater Paul sich einen überdimensionalen Vorrat geschaffen hatten, war es für sie eine Selbstverständlichkeit, davon etwas umzulagern. Wegen des vielen Schnees konnte niemand in den Wald gehen, um Holz zu machen. Mama war von dem Samariterdienst mehr als angetan und wusste gar nicht, wie sie den Männern danken sollte. Da kamen ihr die Kohlrouladen in den Sinn.“Niemand soll hungern und frieren“, stellte Mama fest und die Männer nach dem schmackhaften Mahl, dass sie das Holz gern gegen die besten Kohlrouladen der Welt eingetauscht hatten.

Paul wartete sehnsüchtig auf den Frühling. Am Fenster stehend, beobachtete er die rote untergehende Januarabendsonne. Er hatte das Gefühl, als wollte sie sich von ihm verabschieden. „Bis morgen meine Gute“ murmelte er vor sich hin und dachte dabei an Peter. Morgen, ja vielleicht kommt er morgen endlich vorbei. Seit Tagen schon wartete er auf seinen Sohn, der sich lange nicht gemeldet hatte. Wie sollte er auch. Er nahm es ihm nicht übel, dass er sich nun die meiste Zeit bei Gina aufhielt, aber jetzt hätte er viel mit ihm zu besprechen und ein wenig Abwechslung würde ihm gut bekommen. Nun blieb ihm wieder nichts anderes übrig, als das Fernsehprogramm von oben nach unten und zurück zu studieren. Seine Stimmung aber erhellte sich schlagartig, nachdem er festgestellt hatte, dass die Fernsehsendung „Ein Kessel Buntes“ heute Abend seine Seele erheitern würde. Mit Freude darüber machte er sich auf, die Voraussetzungen für einen gemütlichen Fernsehabend mit Schokolade, Tee und einem geheizten Ofen zu schaffen.

Ginas Geburtstag stand bevor und dafür hatte Peter etwas ganz Besonderes geplant. Beim Goldschmied in der Stadt wollte er noch einmal einen Ring kaufen. Aber so richtig wohl fühlte er sich dabei nicht. Mit Herzklopfen betrat er den Juwelierladen. Der freundliche Juwelier, der ihn schon einmal beim Ringkauf bedient hatte, legte ihm eine reichhaltige Palette vor. Peter war unsicher und etwas beschämt, wusste nicht recht, wie er sich verhalten sollte. Damals, als er für Liesel einen Ring gekauft hatte, wurde er durch den freundlichen Herrn sehr gut beraten. Er hatte Peter für sein Vorhaben sogar alles erdenklich Gute und viel Glück gewünscht und nun stand er schon wieder mit gleichem Anliegen hier. Es blieb nicht aus: alle Geschehnisse von damals flogen wieder wie ein Film an ihm vorbei - waren wieder präsent – die Verlobung mit Liesel an ihrem Geburtstag, sie war vom Sternzeichen Wassermann wie Gina, ihre Liebe …

die ganzen Details schwirrten durch seinen Kopf, sein Herz begann noch schneller zu klopfen, ihm wurde übel und er konnte gerade noch rechtzeitig einen Sessel in der Sitzecke erreichen. Der Juwelier, der vor Schreck eine andere Gesichtsfarbe annahm, holte ihm ein Glas Wasser und sprach beruhigend auf ihn ein. Einen Arzt zu verständigen, lehnte Peter mit den Worten „Entschuldigen Sie bitte, es geht gleich wieder„ ab. Einige Kunden später, hatte Peter sich wieder im Griff und war nun fest entschlossen, den allerschönsten Ring auszusuchen. Dass er die beste Wahl getroffen hatte, bestätigte ihm der Juwelier während er den Ring in ein rotes mit Samt gefüttertes Kästchen verpackte und ihm nur Freude und Glück damit wünschte. Als Peter aus dem Geschäft trat, atmete er die frische Luft tief ein und versagte sich eine Wiederholung der so eben abgelaufenen Vorgänge. Nie wieder wollte er einen Ring kaufen – nie wieder in seinem Leben.

Peter fuhr aus der Stadt heraus und nahm sich vor, einen Abstecher nach Raschdorf zu machen, um nach den Rechten zu Hause, es war noch immer sein Zuhause, zu sehen. „Endlich, da bist du ja! Ich warte schon tagelang auf dich", wurde er von Vater Paul empfangen. Peter bekam ein schlechtes Gewissen. „Es ist hoffentlich nichts Ernstes passiert?", fragte er. „Nein, noch nicht, ich fühle mich nur einsam, aber nun bist du da und ich freue mich! Bleibst du etwas länger?" Bei dieser Frage schreckte Peter zusammen. Eigentlich wollte er später wieder nach Seedorf. Ihm war nicht wohl dabei, wie sein Vater sich verhielt und darum machte er ihm einen Vorschlag: „Ich werde auf der Rückfahrt bei Ingrid vorbeischauen und mit ihr besprechen, wie wir dich aus deiner Einsamkeit nehmen können, wenigstens ab und zu! Wie würdest du das finden?" „Wie meinst du das? Ich fühle mich hier ganz wohl, vielleicht ist es nur die Winterdepression, die mich von Zeit zu Zeit heim sucht. Wenn du öfter vorbei kommen

könntest, wäre ich ganz zufrieden! Ingrid hat auch immer wenig Zeit. Sie holt und bringt die Wäsche, macht eine oder zwei Handreichungen und ist schon wieder verschwunden. Kann ich auch verstehen, schließlich hat sie eine Familie. In zwei Monaten sind die Tage wieder länger, dann kann ich mich mehr draußen aufhalten – ich kann es kaum erwarten".
Des Vaters Worte reizten Peters angeschlagenes Gewissen noch zusätzlich auf das Beträchtlichste. Und darum wollte er seinem Vater etwas Gutes tun und entschloss sich kurzerhand zu einem gemeinsamen Abendessen. Gina würde sich zwar sorgen, dass er erst spät erscheinen würde, aber sie würde dafür Verständnis aufbringen, das wusste er. Und darum holte er das frische Brot, das er aus der Stadt mitgebracht hatte aus seiner Tasche und schnitt es in zwei Hälften. Eine Hälfte schnitt er zu dicken Scheiben auf. Dann holte er Schnittlauch aus dem Gewächshaus, hackte ihn zu kleinen Röllchen und verrührte diese mit frischem Quark, den er ebenfalls aus seiner Tasche gezaubert hatte. In der Speisekammer hatte er Rauchwurst hängen sehen. Sie war sicher von der Hausschlachtung der Nachbarn. Peter schnitt auch davon etwas in Scheiben, kochte Tee und führte seinen Vater an den Tisch. „Blumen hast du auch gepflückt?" Sein Vater schien glücklich. „Ja,als ich kam, haben mich die ersten Schneeglöckchen angelächelt. Sie stehen in der Hausecke sehr geschützt und darum konnten sie ihre kleinen weißen Glöckchen schon in Richtung Sonne strecken. Ich musste einfach ein kleines Sträußchen pflücken und hoffe, ich habe dir damit eine kleine Freude gemacht!"
„Ist doch prima, alles wie früher! So einen netten Tisch hatte ich lange nicht mehr", freute sich Paul. „Ja, Vater, wir müssen sehen, wie wir das ändern können. Es muss etwas geschehen, das ist mir klar, aber nun lass es dir erst einmal schmecken mein Vater!" Viel Zeit hatte Peter sich für seinen Vater genommen, sich die Sorgen und Nöte angehört, neueste Dorfgespräche erfahren, aber auch von seinem zuletzt Erlebtem erzählt. In

erster Linie vom Kauf des Ringes und dem bevorstehenden Geburtstag von Gina. Aber als es an der Zeit war, sich zu verabschieden, kam das schlechte Gewissen wieder in ihm hoch, obwohl er es nicht bestellt hatte. Mit viel Zureden und einem Versprechen, ihn das kommende Wochenende zur Geburtstags- und gleichzeitigen Verlobungsfeier abzuholen, musste er einen traurigen Vater zurück lassen.

Peter brauste mit seinem Motorrad in Richtung Seedorf. Bei der Einfahrt in Groß Waldorf streifte wie immer sein Blick nach rechts über das Elternhaus und nach links über den gegenüberliegenden Friedhof, wo er Liesel wusste. Er brachte es einfach nicht fertig, seine Blicke geradeaus zu lenken. An der Ausfahrt des Ortes bedarf es nur einen kleinen Linksabstecher zum Haus von Schwester Ingrid. Den nahm er noch eilig, um ihre Familie zu der geplanten Feier einzuladen und über eine bevorstehende Entscheidung über ihren Vater zu informieren. Ingrid freute sich über den seltenen Besuch ihres Bruders und war um so mehr enttäuscht, dass er so gar keine Zeit mitgebracht hatte. Aber Peter versprach am Wochenende alles wettzumachen.

Als Peter bei Gina eintraf, war sie mächtig aus dem Häuschen, denn sie hatte ihn bereits sehnsüchtig erwartet. Das Abendessen stand auf dem Tisch und Peter war in Erklärungsnot. Aber Gina brachte sofort vollstes Verständnis auf und war sogar froh, dass er sich um Vater Paul so rührend gekümmert hatte. Den Rest des Abends widmeten sie dem bevorstehenden Ereignis: Ginas Geburtstagsfest. Gemeinsam stellten sie Überlegungen an, damit dieser Tag ein ganz besonderer werden kann und unbedingt werden soll. Peter musste dabei sehr vorsichtig vorgehen, weil er seine Verlobungsfrage noch als Überraschung hüten musste und es aus diesem Grunde ganz besonders feierlich gestalten wollte. In seiner Brust regten sich freudige Gefühle, und er empfand es als sehr angenehm, hatte er doch heute schon

anderes erfahren müssen.
Als er sich zur Nachtruhe gebettet hatte, musste er lange auf den Schlaf warten - zu viele Gedanken sollten in seinem Kopf zurecht gerückt werden. Unter anderem dachte er tiefgründig und angestrengt darüber nach, wie und wo er einen schönen Rosenstrauß auftreiben könnte. Der war rar für die damalige Zeit und im Besonderen in der Winterzeit ein gewaltiges Problem. Eine gute Idee kam ihm in den Sinn und ließ ihn darüber wohlig einschlafen.

Am nächsten Tag nutzte Peter die Frühstückspause, um seinen Chef aufzusuchen. Er hatte Glück, dass er ihn in seinem Büro vorfand, denn meistens war er zu dieser Zeit in der täglichen Dienstbesprechung. Der Chef hatte immer ein offenes Ohr für alle Mitarbeiter. Peter mochte ihn. Sein Chef war, wie er, in Seedorf zu Hause. Vielleicht hatten beide gerade daduch einen besonderen Draht zueinander. Es war schon einige Male vorgekommen, dass er Peter von und zur Dienststelle in seinem PKW Wartburg mitgenommen hatte. Was verschafft mir die Ehre, guter Mann?" wurde Peter von ihm empfangen.
Sich entschuldigend und leicht verlegen, brachte Peter sein Anliegen zum Ausdruck, nämlich, ihm bei der Beschaffung eines Rosenstraußes behilflich zu sein, weil der Anlass ein ganz besonderer wäre ... „Wollen sehen, was sich machen lässt, ich denke das bekommen wir hin". Die freundliche Antwort seines Chefs machte Peter noch verlegener und er stammelte: „Das wäre wirklich ausgesprochen freundlich. Ich wüsste nicht, woher ich die Blumen nehmen könnte. Habe schon in allen Blumenläden in der Umgebung nachgefragt. Aber ich weiß ja, dass sie bessere Beziehungen haben. Ich bedanke mich sehr herzlich und freue mich, vielen Dank!" Peters Gesicht nahm eine rote Farbe an. Weil man Peters Schicksal kannte, kam es nicht selten vor, dass er Hilfe erfuhr, wo er es nicht erwartet hatte.

Am letzten Arbeitstag der Woche, genau zur rechten Zeit traf ein wunderschöner Rosenstrauß an Peters Arbeitsplatz ein. Zehn wunderschöne samtrote Rosen hatte sein Chef auftreiben können. Und er hatte sogar angeboten, den Strauß bei ihm zu Hause aufzubewahren, bis er gebraucht wurde und damit es bis zum Bestimmungstermin geheim blieb. Der Bestimmungstermin war der nächste Tag.

Sehr früh am Morgen, als seine Gina und alle anderen im Haus noch im süßesten Schlaf lagen, schlich sich Peter zum Rosenstrauß. Er hatte eine frühe Uhrzeit mit seinem Chef vereinbart. Leise hantierte er in der Küche, damit niemand vom Tellerklappern und vom Scharren im Küchenherd geweckt würde. Er deckte einen schönen Frühstückstisch, dem man ansah, dass er mit Liebe hergerichtet wurde. Als der Kaffeeduft sich entfaltet hatte, nahm er ihn mit zu Gina. Er öffnete leise die Tür zu ihrem „Schlafgemach", ließ den Kaffeeduft hineinströmen, kniete sich an ihr Bett, legte ihr den Rosenstrauß auf die Bettdecke und nahm ihre linke Hand, küsste diese und steckte ihr einen hübschen goldenen Ring auf den für Verlobungsanlässe zuständigen Finger. Gina öffnete die Augen und sah Peter liebevoll und glücklich an. Ohne etwas zu fragen eröffnete sie ihm: „Ja, mein Liebster, ich möchte mit dir gehen, ich möchte mit dir glücklich sein. Du bist der Mann meines Lebens. Ich freue mich auf den Tag. Das hast du ja perfekt hinbekommen. Wie bist du an solche tollen Rosen gekommen? Kannst du zaubern? Ich bin beeindruckt. Und der Ring, der ist ja so wunderschön. Du hast einen ganz besonders guten Geschmack. Aber das weiß ich eigentlich schon, sonst hätte ich dein Werben schlicht und einfach verschmäht!" „Sie belieben zu scherzen, meine Dame!" neckte Peter zurück. Sie neckten sich und alberten so lange bis die kleine Ina wach wurde. Für Albernheiten jeglicher Art immer bereit, wurde sie augenblicklich in die lachende Runde aufgenommen. Noch wusste die Kleine mit der Bedeutung dieses Tages nicht umzugehen. Das war ihr nicht wichtig – Hauptsache, es gab etwas zum Lachen. Und das taten sie alle drei, ungezwungen wie kleine Kinder. Als dann Mama eintrat, verstummte die lachende Gesellschaft für einen Augenblick. Aber schnell wurde auch sie mit einbezogen und eine fröhliche Runde bescherzte sich gegenseitig. Und wenn Mama nicht vehement ihre Forderung, endlich Glückwünsche und Geschenke an das Geburtstagskind und die frisch Verlobten loszuwerden, eingebracht hätte, wäre es warscheinlich zur Alberkrankheit bei allen gekommen und niemand hätte den schönen Frühstückstisch, der schon lange auf seine Gäste wartete, wahrgenommen. Sie drückte der kleinen Ina ein buntes Sträußchen von Frühblühern in die Hand, die sie ihrer Mama überreichen durfte. Viele perfekt eingepackte Geschenke holte sie aus dem Nebenzimmer, die sie Gina und auch Peter mit Lobgesang überreichte. „Ich freue mich, meine liebe Gina, dich so glücklich zu sehen. Ich wünsche mir und euch, dass es immer so bleibt, wir uns weiterhin in dieser kleinen Familie so gut verstehen und dass wir alle lange gesund und munter bleiben. Für den heutigen Tag habe ich die Sonne bestellt, die euch immer scheinen möge …" Mama stockte der Atem, Freudentränchen kullerten über ihre Wangen, sie stammelte nur noch „ … ach, ihr wisst ja, dass ich es gut mit euch meine".

„Nun aber ab zur Morgenwäsche Ina, das Geburtstagskind und das Liebespaar sind gleich frühstücksfertig", mahnte Inas Oma. Sie sprach im kindlichen Ton „Wir wollen doch heute etwas ganz Besonderes feiern", und Ina bekam einen Fingerstups in den Bauch, so dass sie wieder laut loskicherte. Mit „Liebespaar" konnte Ina noch nichts anfangen. Darauf reagierte sie nicht. Aber auf den Frühstückstisch, der so feierlich aussah, reagierte sie mit „..burttag heute". Alle lachten, Peter machte spitze Lippen und sagte zu Ina: „Sprich mal Ge-burts-tag, Ina! Dieses Mal kam „Gebuttach"

heraus. „Schon besser, du lernst das noch, meine Kleine“. Dann geschah etwas Unerwartetes. Peter erklärte feierlich, weil er diesen Anlass als sehr passend fand: „Wenn wir im Sommer heiraten, werde ich auch Ina adoptieren.“ Einen Moment herrschte völlige Stille. Gina war gerührt und Mama blieb der Mund offen stehen.
Dann sprang Gina auf Peters Schoß. Fast wären sie mit dem Stuhl umgefallen, wäre nicht die Wand gewesen, die keinen Platz zum Umfallen zuließ. „Ich bin sehr froh, deine Herzdame sein zu dürfen“ flüsterte Gina in Peters Ohr. „Das warst du vom ersten Tag schon und wirst es immer bleiben. Vielleicht ist es ein gutes Omen. Eine Dame bist du sowieso und ein gutes Herz hast du auch. Also, was kann mir Besseres passieren, meine kleine Herzdame“. Peters Worte rührten Gina. Damit hatte er sich sogar selbst übertroffen. Eigentlich ist er kein Mann von vielen und dazu noch so vielen schmeichelnden Worten. Aber das er auch ein gutes Herz hat, das hatte sie schon lange erkannt – insbesondere an einer ganz bestimmten Mimik, Gestik, seinem Handeln – überhaupt an seinem gesamten Auftreten.

Am Nachmittag kamen die Feiergäste. Gina und Mama hatten bereits Tage zuvor gekocht, gebacken, Dekorationen entworfen, Kleidung bereit gelegt und jede Menge Vorbereitungen getroffen. Es sollte ein ganz besonderer Tag werden, alles sollte perfekt sein. Und das war ihnen tatsächlich auch tadellos gelungen. Die Gäste waren des Lobes voll und die Glückwünsche schienen unaufhörlich.
Ingrid hatte Vater Paul mitgebracht. Dieser freute sich ganz besonders über den strahlenden Tag und die noch mehr strahlenden Verliebten. Endlich war er mal wieder aus seiner Einsamkeit erlöst, endlich wieder unter Menschen, was er auch sichtlich genoss. Zur fortgeschrittenen Stunde, nahm Peter all seinen Mut zusammen und verkündete mit hochrotem Kopf der Feiergesellschaft: „Wir haben uns heute

verlobt und werden im Juli heiraten - schon jetzt seid ihr alle dazu herzlich eingeladen. Wir wollen ein kleines, feines und fröhliches Fest feiern. Dafür haben wir uns im Besonderen den einen Monat ausgesucht. So hoffen wir dann, dass das Wetter es gut mit uns meint, und möchten gern an der frischen Luft die meiste Zeit genießen. Wir haben geplant, in Raschdorf zu feiern. Paul wird sich freuen, dass das Haus mal wieder voller Leben sein wird und Schlafplätze haben wir da auch genügend". Peter erhielt für seine Mitteilung großen Beifall. „Das ist es wert, gemeinsam darauf anzustoßen!" meinte Gina. Sie erhob ein Glas, das mit Sekt gefüllt war und aus der Menge kam der Ruf „Hoch sollen sie beide leben!" Die Gläser klirrten, die Gespräche wurden lauter, der Zeiger der Uhr rückte ohne zu fragen weiter und so ging Ginas und Peters zweitwichtigster Feiertag seinem Ende entgegen.

„Im Märzen der Bauer die Rösslein anspannt ..." Peter hatte die Rösslein für eine Kutschpartie in den Frühling gemeinsam mit Bauer Karl aus Seedorf eingespannt. Bei ihm hatte er sich zwei Braune und eine kleine Kutsche mit einer Plane, ausgeliehen. Er wollte Gina und die Familie damit überraschen. Und als er vor dem Häuschen hielt, wollten die drei Frauen es nicht glauben, dass der Kutscher, der da auf dem Bock mit der Peitsche knallte, ihr Peter war. Er rief ihnen zu, so dass ihnen der Mund offen stehen blieb, weil sie es einfach nicht glaubten, was sie da sahen und hörten:

Hinaus, hinaus in die weite Welt,
in das grüne Feld und den Frühlingswald,
dafür der Kutscher mit der Peitsche knallt.
So steiget ein ihr Weibelein
es lockt nicht nur der Sonnenschein
ich will heute euer Frühlingsbote sein.
Der Picknickkorb ist voll schöner Sachen,
die euch ganz sicher den Mund wässrig machen
mit einem schönen Frühlingslied
man uns gleich aus dem Dörfchen fahren und hören sieht.
Lasst uns den schönen Tag genießen.
Wir wollen sehen, wo die Schlüsselblumen sprießen
und wenn die Lerche singt ein Lied,
dann singen wir natürlich alle mit.

„Also Peter, du überraschst mich immer mehr und immer wieder aufs Neue“, raunte Gina ihm beim Aufsteigen schmollmündig entgegen: „Was ist das für ein Text?, Was für ein Lied? – Ich kenne es nicht und habe es noch nie gehört! Woran liegt es, dich heute so aufgelöst und fröhlich zu sehen? Aber, wie es auch ist, ich freue mich und bin froh, dich so guter Dinge zu erleben“. „Ja, mein Schatz, das kam ganz plötzlich in meinen Sinn und über meine Lippen. Da konnte ich gar nichts anderes machen, als singen und lachen!“, meinte Peter darauf und ertappte sich gleich wieder beim Reimen.

Mama mit Enkelchen nahmen auf dem Rücksitz der Kutsche Platz. Gina bei Peter auf dem Kutschbock. Na, dann auf in den schönen Tag!“ riefen sie beide unbewusstgleichzeitig – sahen sich überrascht an und prusteten vor Lachen laut los. Die Peitsche knallte erneut und die Kutsche setzte sich in Richtung Ortsausgang in Bewegung. Klein Ina lachte vergnügt und versuchte sich an dem Lied „Liebe, liebe Sonne …“, das sie schon ganz gut rüber brachte. Die Sonne hatte mit ihnen schon längst ein Einsehen und schien das Gelbe

vom Himmel. „Einen solch schönen Frühlingstag hatten wir lange nicht mehr und nun noch mit dieser herrlichen Umrahmung – schau, den Klapperstorch dort, Inachen, der sucht Futter für seine Jungen, die sitzen nämlich dort oben im Nest und warten darauf, dass die Mutter etwas Leckeres für sie hochflattert – sehr gern futtern sie Frösche!", erklärte Mama in Wort und Gestik der Kleinen. Und noch viele andere Naturwunder durfte Ina an diesem Tag erleben und erstaunen. Jeder auf dem Wagen entdeckte den Frühling auf eine gewisse Art und Weise und ließ wiederum jeden daran teilhaben. Alle waren so guter Dinge, dass sie kaum bemerkten, wie schnell Stund um Stund dahin ging. Als sie sich wieder auf dem Heimweg befanden, machte sich eine leichte Traurigkeit in der froh gelaunten Gesellschaft breit, denn sie wollten kaum glauben, dass die schöne Zeit so schnell vorüber gegangen war. Aus Freude über die gelungene Überraschung und den wundervollen Tag wurde Peter von seinen drei Damen bedankt, belobt, besungen, beküsst … so dass er gar nicht wusste, wie ihm geschah. „Ich bin dafür, dass gute Dinge es verdienen, gewürdigt zu werden", meinte Gina. Ja, Peter hatte sich selbst übertroffen. Noch nie hatte er ähnliche Dinge aus dem Ärmel gezaubert. Er war froh und stolz auf sich, weil es auch für ihn mal ein Tag ohne seelischen Druck war. Ein Tag, an dem er nur die Freude mit seinen Lieben teilte und fern ab von der Vergangenheit war – er hatte sich frei und fröhlich gefühlt. An diesem Abend gestand er sich mal wieder ein, dass es möglich ist, Schritt für Schritt die zurückliegende, schmerzliche Zeit zu verarbeiten, oder womöglich ganz zur Seite zu schieben.
Schon lange hatte er eine seelische Ausgeglichenheit dieser Art vermisst und heute konnte er sie selbst herbeizaubern – wie einfach das doch war. Daran wollte er in Zukunft anknüpfen – das nahm er sich fest vor.
An diesem Abend fielen alle müde, glücklich, aber angenehm erschlafft, ins Bett. Gina hatte sich so dicht an Peter gekuschelt, dass keine Stecknadel zwischen ihnen Platz

gefunden hätte. Sein Ohrläppchen tangierte ihre Lippen, sie musste unweigerlich hineinbeißen. Das tat sie allerdings mit viel Gefühl und mit einer gewissen Absicht. Die Absicht, ihrem Schatz einen Schatz anzukündigen. Der passende Moment, auf den sie schon lange gewartet hatte, schien ihr gegeben und so hauchte sie ihm ins Ohr: „Möchtest du, dass wir bald eine große Familie sind?" Augenblicklich riss Peter die müden Augen weit auf. Im Halbdunkeln konnte sie erkennen, dass seine Augen funkelten und sich sogleich ein feuchter Schleier darüber legte. „Ja, das meine ich ernst. Leg eine Hand auf meinen Bauch, du kannst ihn bereits fühlen, deinen Sohn!" „Nein! Wirklich? Wie lange hast du mir das verheimlicht? Wie alt ist mein Sohn bereits? Du, du … es verschlägt mir die Sprache, Ginalein, was du mir da erzählst – ich finde keine Worte!" Peter rang nach Worten, nach Luft und mit den Tränen – den Freudentränen. Er drückte Gina an sich. Für einen langen Moment lagen sie beide fest umschlungen, ohne ein Wort zu sagen nur einfach so da. „Ich freue mich, ich bin so froh, ich bin glücklich ...!" Aus Peter sprudelten Glücksworte heraus, die in einer solchen Geballtheit eine Ewigkeit nicht aus seinem Innersten hervorgehüpft – ja, vor Glück hervorgehüpft sind. „Aber nun möchte ich mehr erfahren! Wann ist es so weit? Aber warte!" Er sprang aus dem Bett lief in die Speisekammer und kam mit zwei Gläsern und einer Flasche „Muskateller", einem ungarischen Dessertwein, zurück. „Woher hast du diese heiße Ware?", wollte Gina sofort wissen. „Ja, meine Liebe, das ist ein großes Geheimnis. Für einen ganz besonderen Moment habe ich sie aufgehoben – zusammen mit noch einigen anderen Flaschen. Ich hoffe und wünsche, dass wir noch mehr `besondere Momente` erleben! Aber nicht verraten, es ist ein `Besorger` und aus unserer Kantine. Habe sie schon heimlich für unsere Hochzeit gegen andere `heiße` Ware eingetauscht. Aber dieser Moment, in dem du mich so glücklich gemacht hast, ist der wichtigste. Da kann es keinen wichtigeren geben, als

dass man so ein labendes Getränk öffnet und genießt!"
Der Korken knallte, der Wein sprudelte in die Gläser - nicht nur die Gläser trafen aufeinander. Auch von beider Lippenpaare ging eine Anziehungskraft aus, die sich sehr schwer wieder abbaute. „Einen schöneren Tag, als heute kann ich mir gar nicht vorstellen. Er war in allen Facetten so wunderschön und abgerundet – ja, einfach perfekt Dein I-Tüpfelchen nun noch oben drauf, was kann man sich Besseres wünschen, meine Liebe? Ich bin taumelnd vor Glück!" Peter konnte nicht aufhören Gina und den Tag zu loben. „Aber nun musst du mir noch sagen, wie alt unser Sohn ist!" Mit einem schelmischen Gesichtsausdruck, Gina über ihren Leib streichelnd, forderte Peter, aufgeklärt zu werden.

Gina genoss es, auf der Aussageseite zu stehen und Peter etwas hinzuhalten. Mit einem kecken Lächeln stellte sie die Frage: „Ja möchtest du denn gern einen Sohn oder wünschst du dir eine Tochter?" „Ist es denn kein Sohn? Jeder Mann wünscht sich einen Sohn!", stellte Peter als unabdingbar in den Raum. „Weißt du mein Schatz, das mit dem Sohn habe ich dir eben so suggeriert, aber es ist noch nicht gewiss, was es wird. Auf jeden Fall bekommen wir ein Baby und es wird ein Weihnachtsgeschenk!" „Wow, das ist toll, toll, toll, mein Baby und noch dazu ein Weihnachtsengel. Ich kann mein Glück nicht fassen –ich könnte die ganze Welt umarmen!", lobpreiste Peter in einem fort. Auf einmal kam ihm in den Sinn und er sprach es laut aus: War das mit dem Hochzeitstermin vielleicht sogar eine Vorahnung? Wenn ja, dann wirklich intuitiv. Also manchmal passt es im Leben irgendwie zusammen, ohne dass man Berge versetzen muss. Fügung also – und eine Fügung von besonders schöner Art meine Liebe!" Als hätte ich eine Vorahnung gehabt, unseren Hochzeitstermin zu planen, Gina! Und unser Baby wird meinen Namen tragen. Nein, entschuldige, er wird unseren

Namen tragen. Ich bin begeistert!" rief Peter aus und ließ sich in die Kissen fallen.
Streichelnd und liebkosend lagen sie noch lange eng aneinander geschmiegt, bevor sie spät, sehr spät, dem neuen Tag und ihrem Baby entgegen schliefen.

Am nächsten Tag, der ein Arbeitstag war, erwachte Peter mit Schmerzen in der Brust. Schei ..., das wollte er jetzt nicht, das passte jetzt überhaupt nicht in sein Leben, das ihm seit dem vergangenen Abend wie sauber geputzt vorkam. Hatte er sich etwa zu sehr gefreut? Geht das überhaupt „sich zu sehr oder zu viel freuen?"
Und warum kann das Leben ihm nicht seine Ruhe geben, ihm einfach seinen Lauf lassen - gerade jetzt, wo alles so gut läuft. Peter versuchte, die Schmerzen zu unterdrücken. Einfach nicht daran denken, nahm er sich vor. Gina hatte er nichts davon erzählt, und sie hatte zum Glück nichts bemerkt. Sie saß schon an ihrer Nähmaschine, die in einem kleine Raum zwischen Küche und Zimmer von Mama stand und über keinerlei Tageslicht verfügte. Es war eine Art Flur – in den einiges abgestellt werden musste, was in naher Zukunft nicht gebraucht wurde. Die Wohnung gab einfach nicht mehr Platz her. Alle vier waren zusammengerückt, um gemeinsam ihr Familienglück genießen zu können. Und sie genossen es. Es gab keine Stunde in der sie sich nicht einig, unglücklich waren oder sich stritten.

„Guten Morgen mein Gina-Schatz! Warum bist du schon auf den Beinen?", sprach Peter verwundert beim Anblick seines fleißig nähenden Weibes. „Ich konnte nicht mehr schlafen! Ich glaube, du bist nicht ganz unschuldig daran. Hast mich gestern Abend in den Himmel des Glücks geführt, worauf ich zwar fest und behaglich einschlief, mich aber die schönen Momente sehr früh am Morgen wach gerüttelt haben – ich habe sie nachklingen lassen und konnte danach nicht mehr einschlafen. Nach einem Weilchen des Schwelgens, ihr habt alle noch träumend in den Federn gelegen, habe ich mich an die Nähmaschine geschlichen, weil mich ein dringender Nähauftrag drückt. Frau Isermann, unsere liebe Nachbarin wartet auf ihr Kleid. Es ist fast fertig. Du weißt doch, nächste Woche wollen sie Verlobung feiern. Warum soll ich nicht auch für das Glück anderer etwas beitragen? Nicht nur in meinem Glück schwelgen. Und außerdem möchte ich auch etwas zur Erhöhung unseres Familienbudgets tun!" „Ich bin stolz auf dich, mein Schatz. Das kannst du wirklich und noch dazu perfekt – ja Frau Isermann soll auch glücklich werden", sprach Peter und verabschiedete sich zur Arbeit.

Als er in seiner Dienststelle ankam, waren die Schmerzen noch immer in seiner Brust. Glücklicherweise hatte an diesem Tag der Betriebsarzt Sprechzeit. Zweimal in der Woche praktizierte er für einige Stunden dort. Peter ließ sich untersuchen und schilderte dem Arzt die Erlebnisse seiner letzten Tage. Dr. Becker war über den bisherigen Verlauf Peters Krankengeschichte bestens informiert. Er kannte alle Details seines Lebens. Auch er ordnete, wie Peters Hausarzt die Herzprobleme den vergangenen schlimmen Erlebnissen zu, die Peter nach deren Ansicht noch immer nicht erfolgreich verarbeitet hätte.
„Viel kann ich da nicht machen. Sie brauchen Ruhe, Entspannung und was ich weiterhin dringend rate: Positives Denken in allen Lebenslagen. Übrigens, ich bin informiert, dass Ihr Kurantrag inzwischen genehmigt worden ist. Im Herbst werden Sie an die Ostsee reisen. Das wird Ihnen weiterhelfen. Das Rauschen der Ostseewellen ist Balsam für die Seele. Ja, und nun schreibe ich Ihnen einen Krankenschein aus und Sie erholen sich noch ein paar Tage!", sprach Dr. Becker fast im Befehlston. So, dass Peter zusammenzuckte und zu keinem Widerwort in der Lage war.
Artig verabschiedete er sich und dachte im selben Moment

an Gina. Wie sollte er ihr erklären, dass er von einer Stunde auf die andere für krank erklärt wurde. Er machte sich auf den Weg in den Personal- bzw. Umkleideraum, um dort seine persönlichen Dinge einzupacken. Wut kam in ihm auf . Wut auf Dr. Becker und auf sich. Wirre Gedanken überschlugen sich in seinem Kopf. Er dachte an Heirat, Kur, Kind bekommen … wie sollte er das alles schaffen. Und wenn alles gut ginge, würden sie auch noch umziehen. Der Sommer und der Rest des Jahres würden nicht ausreichen, um das alles einzuordnen. Was sollte aus Vater Paul werden? Nach eindringlichen, erklärenden und letztlich überzeugenden Gesprächen, hatte er sich endlich damit einverstanden erklärt, zum Jahresende zu Peters Familie nach Seedorf zu ziehen, wenn das Häuschen bis dahin so einigermaßen bezugsfertig werden würde. Peter hatte durch glückliche Umstände – damals sehr gern Vitamin B (Beziehung) genannt - ein kleines Häuschen in Seedorf erwerben können. Die Verhandlungen mit den Erben hatten sich sehr lange hingezogen. Aber nun war alles perfekt und man wollte so schnell als möglich mit den Um- und Ausbauarbeiten beginnen.

Gina und er hatten sich gedanklich schon ausgemalt, wie schön es sein würde, wenn sie erst in ihrem Häuschen wohnten und wie sie es sich einrichten wollten – vor allem das Kinderzimmer, das nun für zwei Knirpschen hergerichtet werden müsste. Peter hatte sich durch enorme Sparsamkeit und stetigem Fleiß ein kleines Geldpolster anlegen können. Auch, weil er selten Alkohol trank, Tabak gemieden und nie üppige Feste gefeiert hatte. Schon bevor er Liesel kennen gelernt hatte, gehörte ein sehr solides Leben zu seinen Tugenden.
Schon damals, mit Liesel standen die Träume vom eigenen Haus und Garten bereits hoch im Kurs. Dafür war Peter kein Pfennig zu viel – nur dem galten seine Bemühungen und dafür wollte er immer arbeiten. Das war sein Lebenstraum.

Nun aber sollte er Gina erklären, dass Dr. Becker zu Ruhe und Besonnenheit aufgerufen hatte.
Aber danach war ihm in diesem Moment erst mal nicht. Nach Hause wollte er jetzt auch nicht gleich fahren. Ja, ich werde mal bei Paul vorbei schauen und nach den Rechten sehen, war sein plötzliches Ansinnen. Dass das eine besonders glückliche Idee war, stellte sich sofort nach seinem Eintreffen heraus. Beim Öffnen der Haustür nahm er einen ungewöhnlichen Geruch wahr. Intuitiv führten ihn seine Beine in die Küche, wo er auf dem Herd Milch aus einem Topf quellen sah. Er stellte die Herdplatte auf Null und hielt nach Paul Ausschau. Im Wohnzimmer fand er ihn schlafend im Sessel vor. Der Kopf war ihm auf die Schulter gerutscht. Die aufgeschlagene Zeitung, die er in der Hand gehalten hatte, lag halb auf seinen Knien, halb war sie auf den Fußboden gefallen. Peter wollte ihn nicht erschrecken. Darum tippte er mit einem Finger vorsichtig an eine Schulter und sprach leise: „He, hallo Vater!" Paul zuckte zusammen, hob den Kopf in den Nacken und schaute sich hastig nach allen Seiten um. „Peter, was machst du denn hier? Aber schön, dich zu sehen". Paul bemühte sich nicht müde zu wirken. Sein Sohn sollte nicht bemerken, dass es ihm nicht gut ginge. „Na, Väterchen, was machst du denn für Sachen? Gut, dass ich gerade hier bin, sonst wäre vielleicht noch Schlimmes passiert!", sprach Peter im leicht vorwurfsvollen Ton. „Wovon redest du, mein Sohn? – Was kann schon Schlimmes passieren, außer, dass ich hier allein bin?", war Pauls unmissverständliche Antwort. „Sag mal, hast du einen Schnupfen, riechst du nicht, dass es hier angebrannt schnuppert? Ich möchte sogar sagen, dass es extrem angebrannt riecht! – Mensch, Papa!" Peter wechselte dieses Mal die Anrede, damit es etwas milder klang „Du hast die Milch auf den Herd gestellt und bist eingeschlafen" bemühte er sich, ihm vorsichtig zu erklären. „Glaube ich nicht!", bekam Peter zur Antwort. Und der wiederum wollte nicht glauben, was da gerade ablief.

Sollte Paul wirklich schon gedankliche Aussetzer haben?" fragte er sich sorgenvoll. Das war ihm noch nie so eindeutig aufgefallen. Es wird höchste Zeit, dass Vater mehr unter Kontrolle kommt, schlussfolgerte er daraus und nahm sich vor, das mit seiner Schwester gleich im Anschluss zu besprechen. Aber vorher wollte er noch einmal von Paul die Bestätigung zum Umzug abfordern. Er wollte es genau wissen, ob er bei seiner Entscheidung geblieben ist. Und darum stellte er ihm, wie schon mehrfach diese Frage. „In spätestens drei Monaten sind wir mit den Renovierungsarbeiten fertig und können in unser Häuschen ziehen. Für dich haben wir ein kleines gemütliches Zimmer mit Morgensonne vorgesehen – was sagst du dazu? Hast du noch einmal darüber nachgedacht, dass es für dich das Allerbeste ist, Papa?" „Ach, Jungchen, ich bin zweigeteilt, einerseits gern, aber noch lieber bin ich hier, wo meine Wurzeln sind, wo ich Mamas Grab besuchen und pflegen kann, alle Leute im Ort kenne, jeden Dorfköter und sonst noch was." „Ja, Papa, das, was alle sagen – einen alten Baum verpflanzt man nicht – das kann ich einerseits sehr gut verstehen, aber andererseits ist uns dein Wohl und Wehe sehr wichtig. Bevor du hier versauerst und womöglich noch etwas Schlimmes passiert, solltest du es dir zu deinen Gunsten überlegen. Ein wenig Zeit bleibt dir ja noch. Aber, ich gebe dir den guten Rat – komm zu uns! Da hast du dein geregeltes Essen, eine warme Stube und draußen in der Natur kannst du dort auch sein." Peters Worte fielen bei Paul scheinbar auf unfruchtbaren Boden. „Ja, ja ich überleg's mir!" Und damit war für Paulchen die Angelegenheit abgeschlossen, und er war schon wieder dabei Peters Zeit einzuteilen, in dem er ein Arbeitsthema aufrief: „Hast du schon gesehen? Hinten im Garten ist ein langer dicker Ast vom Williams abgeknickt. Ich bin dem dicken, schweren Teil nicht mehr mächtig. Kannst du ihn in den Hof schleppen? Dann werde ich ihn morgen klein sägen – habe genügend Zeit dazu - dauert es so lange es wolle." Scheinbar war es

Paul noch nicht aufgefallen, dass sein Sohn eigentlich noch auf der Arbeit sein müsste, worüber dieser wiederum ganz froh war, aber nicht über den dicken Ast und die Schmerzen in der Brust. Dennoch wollte er es versuchen. Langsam und sehr bedächtig sah er sich die Sache an und entschloss sich, mit der Motorsäge den Ast etwas leichter zu machen. Dann hätte Paul zwar etwas weniger daran zu tun, ihm allerdings würde die Arbeit schneller und leichter von der Hand gehen. Es wurde Nachmittag, als der Ast in Meterstücken im Hof lag. Paul hatte nicht wie gewöhnlich Anteil an Peters Arbeit genommen. Er war in seinem Sessel wieder eingeschlafen.
Ich werde Dr. Hansen um einen Hausbesuch bei Paul bitten, nahm sich Peter vor. Und er schrieb dazu eine Notiz für seinen Vater, damit er sich schon einmal darauf einstellten konnte, und hing sie mit dicken Lettern an die Pinwand im Flur.

Der Nachmittag war nicht mehr als solcher zu bezeichnen, als Peter bei seiner Schwester eintraf. „Hallo Brüderchen! Lässt dich auch mal wieder sehen, das ist schön!" Und schon bekam Peter einen dicken Schmatzer von Ingrid auf die Wange gedrückt. „Hast du schon Dienstschluss?", wollte sie wissen. Peter zögerte mit einer Antwort, die ihm nicht sogleich parat war. Seine Wangen nahmen ein leichtes Rosè an. Es war ihm sehr unangenehm – aber das half nun nichts – er musste schnell eine Erklärung finden. „Ich hatte heute starke Kopfschmerzen und da hab ich mir nach der Mittagspause frei genommen. Das war gar kein Problem – im Moment ist das Arbeitspensum nicht allzu groß und so konnte ich meine Überstunden etwas dezimieren." „Muss ich mir Sorgen machen, Brüderchen?", war wie zu erwarten Ingrids Frage. „Nein, um mich nicht, aber wir sollten über unseren alten Herrn nachdenken – das ist der Hauptgrund meines Erscheinens. Ich komme nämlich gerade aus Raschdorf." Peter erzählte von den eben erlebten Vorkommnissen im elterlichen Hause und unterbreitete seiner Schwester einige Vorschläge, wie es mit Paul seiner Meinung nach weitergehen könnte. Nämlich, dass er zu ihm nach Seedorf übersiedeln sollte und sie beide mehrmals darüber geredet hätten, Vater allerdings seine eigene Meinung dazu hat. „Wir sollten uns überlegen, wie wir ihn dafür begeistern könnten. Er könnte zunächst auf Probe zu uns kommen - seine Hühner und Kaninchen kann er mitbringen. Dafür ist genügend Platz. Auch die kleine Wiese hinterm Haus ist ausreichend für Futter. Somit ist für seine gewohnte Beschäftigung gesorgt. Und so ganz nebenbei schafft er noch einen Versorgungsanteil für die Familie. Das ist eine gute Aufgabe. Ältere Menschen wollen doch gebraucht werden." Ingrid stand diesen Dingen sehr aufgeschlossen gegenüber. In ihrem Haus ist nicht genügend Platz, um Paul aufzunehmen, auch wenn sie es sehr gern täte und darum wollte sie Peter jegliche Unterstützung geben.

„Ich mache dir einen Vorschlag, mein lieber Bruder, . Am Samstag werden wir Paul zu uns holen. Ihr seid dann zum Nachmittagskaffee herzlich eingeladen. Ich will auch gern seinen Lieblingskuchen – Apfelschlupfkuchen – den Mutti ihm oft backen musste, bereiten. Dann werden wir das Thema schonend mit ihm besprechen. Auf gar keinen Fall dürfen wir mit der Tür ins Haus fallen. Ich bin mir sicher, dass er die Vorteile einsehen wird. Ganz ohne Frage wäre es besser, die Wurzeln am alten Fleck zu belassen. Leider ist es im Alter oft unumgänglich, sich noch einmal zu verändern, wenn es auch schwer fällt. Was hieltest du davon, dass wir ihn langsam heran führen, indem er zunächst probeweise zu euch kommt? Und das Haus in Raschdorf bleibt so lange unberührt, wie er es möchte", gab Ingrid zum Besten. „Da bin ich ganz und gar deiner Meinung, liebe Schwester. Änliches habe ich ihm bereits zu verstehen gegeben. Na, warten wir´s ab. Na, dann bis Samstag meine Gute." Peters Wortfall ließ Ingrid vermuten, dass er damit heute die Unterredung für gut und endend ankündigen wollte und darum fragte sie sogleich: „Willst du etwa schon wieder los?“ Mit einem „Ja“ streckte Peter ihr bereits die rechte entgegen und zog sie an sich und drückte sie. „Sei nicht böse, aber nun wird es Zeit für mich – Gina wartet immer pünktlich mit dem Abendessen und Ina steht abends solange am Fenster, bis sie mich ankommen sieht.“

So war es auch an diesem Abend - ein feuchter Aprilabend, an dem Ina nicht draußen spielen konnte, der aber noch so hell war, dass sie vom Fenster aus die Straße einsehen konnte. Wie immer jubelte sie, wenn sie Peter auf seinem Motorrad herankommen sah. Aus dem Drei-Mädel-Haus, so nannte Peter das kleine Mietshäuschen, worin sie es sich gemütlich eingerichtet hatten, kam das kleinste Mädel auf ihn zu gerannt. Scheinbar gab es eine Neuigkeit, das sah er der Kleinen an. „Wir haben eine Post“ – rief sie. „Ach, du kleiner Spatz! Was zwitscherst du da? Post? Tatü-ta-ta, die Post ist da!“, trällerte daraufhin Peter. „ Hast du Post gespielt?“ „Nööö – Post – da Mama!“ „Wo ist denn deine Mama, Inachen?“ „Da!“ Die Kleine streckte einen kleinen Zeigefinger aus, der auf die halb offen stehende Wohnzimmertür wies. Peter fand dort seine Gina, die schon wieder – oder immer noch – an ihrer Nähmaschine saß, gab ihr einen Guten-Abend-Kuss und bat um Aufklärung über den Postillion. „Sieh mal, dort auf der Anrichte liegt ein Brief von deinem Onkel Erich aus Demmin. Während du den Brief liest, bereite ich uns den Tee, das Abendessen steht bereits auf dem Küchentisch.“ Dann ließ Gina Peter und Ina, die sich zum Öffnen des Briefes auf das Sofa gesetzt hatten, allein. Gespannt sah Ina zu, wie Peter mit einem Gegenstand, der wie ein Messer aussah, vorsichtig das Kuvert aufschlitzte. Das war eine spannende Angelegenheit. Noch nie hatte sie einen Brief gesehen, worauf eine Briefmarke mit einem Stempel versehen, klebte. Gespannt war auch Peter. Lange hatte er nichts von seinem Onkel gehört. Onkel Erich war ein Bruder seiner Mutter, zu deren Beerdigung vor knapp zwei Jahren, sie sich das letzte Mal gesehen hatten. Onkel Erich war sein Patenonkel. Als Peter noch zur Schule ging, durfte er ab und zu in den Sommerferien auf dem bäuerlichen Anwesen, wozu auch zwei Pferde zählten, zu Besuch sein. Die Pferde hatten es Peter angetan. Onkel Erich verfügte über ein echt ledernes Reitgeschirr inkl. einer Knute, die Peter aber nie benutzte. Ein Reitgeschirr war schon etwas sehr Besonderes wie auch Seltenes. Nur wenige konnten sich so etwas leisten. Die Bauernwirtschaft von Onkel Erich florierte gut. Im Ort war er damals der erste, der einen PKW F 9 einen 3-Zylinder mit 90 Kubikmetern und 30 PS, der eine Höchstgeschwindigkeit von 110 km/h aufbrachte, sein Eigen nennen konnte.

Beim Lesen des Briefes hoben sich Peters Mundwinkel. Hatte er heute noch Schmerzen in seiner Brust verspürt, so versammelten sich jetzt die kleinen Freudenmännchen dort. Sie hüpften in seiner Brust auf und ab und hin und her.
Peter las: „... ich bin nicht mehr in der Lage ein Auto zu führen und darum möchte ich dir gern meine Autoanmeldung für einen P 70, der im letzten Quartal dieses Jahres ausgeliefert werden kann, übereignen ...". Die Wartezeit für einen PKW betrug damals ca. zehn Jahre. Peters derzeitige Anmeldung wäre erst in vier Jahren fällig. Das kam ihm nun sehr recht. Ein P 70 – das ist nicht schlecht, dachte er und wollte nun genau erfahren, wie die technischen Details dazu aussehen. Einen Prospekt zu dem Wagen hatte Onkel Erich beigelegt. Aufgeregt fingerte Peter das kleine Heftchen aus dem Briefumschlag. Der VEB IFA-Kraftfahrzeugwerk in Zwickau stellt den P 70 mit einem 2-Zylinder-2-Takt-Motor, 690 Kubikzentimeter Hubraum und einer Leistung von 22 PS her. Die Besonderheit des Fahrzeugs: die moderne Pontonkarosserie bestand aus Duroplast. Später kam dieser Werkstoff dem Trabi zu Gute.

„Das ist ja großartig" rief Peter aus, schnellte dabei vom Sofa, lief zu Gina, nahm ihren Kopf in seine Hände und gab ihr einen dicken Kuss. Mit großen Kulleraugen schaute sie erschrocken drein und wollte natürlich wissen, was ihren Schatz so sehr aus dem Häuschen brachte. „Stell dir vor, wir werden bald ein Auto haben!" – eröffnete ihr Peter. „Wieso, steht das in dem Brief?" „Ja, Onkel Erich will mir seine Anmeldung übereignen. Das ist doch genial, nicht wahr?" „Wenn ich mir vorstelle, dass wir noch in diesem Jahr zu viert sind und wir alle gemeinsam Ausflüge unternehmen können - Peter schwelgte ... Ist das nicht eine Wucht in Tüten, Gina?" Sie freute sich darauf, dass sie nicht mehr mit dem Bus zum Einkaufen in die Kreisstadt fahren müsse und dadurch enorm Zeit einsparen wird. Und später, wenn das Baby laufen kann, würde auch sie gern den Führerschein machen.

„Nun müssen wir unsere gesamten Ersparnisse für Haus und Auto hergeben – aber dazu ist es nunmal da. Und nicht jeder kann sich das leisten – wir können uns glücklich schätzen, Peter!" Das waren Ginas Überlegungen dazu, die unterschwellig ein wenig Wehmut, aber auch große Freude ausdrückten. „Glücklich, ja glücklich ist das Wichtigste mein Schatz, wir wollen alles dafür tun, dass es immer so sein wird", entgegnete Peter und gab Gina erneut einen zärtlichen Kuss. Klein Ina hatte anscheinend gespürt, dass gerade etwas äußerst Wichtiges in der Luft lag. Sie stand still ohne ein Wort in der Tür und beobachtete das Gebaren der Erwachsenen.

Die Familie versammelte sich in der Küche zum Abendessen. Mama kam täglich zum Abendessen herüber und man erzählte von den Geschehnissen des Tages, von den Vorhaben in nächster Zeit – eben alles, was für eine Familie von Bedeutung ist. Mama durfte an der Freude, die sich gerade erst aufgetan hatte, teilhaben. Sie nahm es mit großer

Begeisterung auf, die sich unverzüglich in rot blinkenden Wangen widerspiegelte. Sie sprudelte förmlich über: „Nein, so eine Freude, so eine Überraschung. Das ist ja das Beste vom Guten – einfach phänomenal – Kinder, welch ein Glück für euch. Herzlichen Glückwunsch, kann ich da nur sagen!" Und sie gelobte, die Familienkutsche, wenn sie dann im Hof stehen werde, hin und wieder zu polieren. Abrupt stand sie auf, ging in ihr Gemach und kam mit einer Flasche Sekt zurück. „Darauf sollten wir anstoßen – ich möchte auch einen Beitrag dazu leisten – und überhaupt ist es mal an der Zeit, Danke zu sagen. Dieser Moment ist sehr angetan dafür. Danke, meine Kinder! Es ist ein unbeschreiblich tolles Gefühl, hier mit euch zu sein - alles ist so vertraut – das Abendessen wie immer lecker – die Stimmung ist bei uns nie am Boden – wir sind eine tolle Famile! Nochmals Danke! Ich bin froh, hier bei euch sein zu dürfen".
Gina und Peter waren gerührt von Mamas herzlichen Worten und sie stellten fest: sie hat Recht, was kann es eigentlich Schöneres geben, als eine tolle Familie. Ganz bewusst ließ Peter das auf seine Seele wirken, für die es keinen wirkungsvolleren Balsam geben konnten. Was brauchte er mehr zum Glücklichsein. Sein Leben war perfekt. Und weil er das noch lange und gesund genießen wollte, nahm er sich in diesem Moment endgültig vor, nur noch nach vorn zu leben, ohne Wenn und Aber.

„Fast hätte ich es vergessen", gab Peter in der Runde bekannt: „Am Sonntag sind wir bei Ingrid zum Nachmittagskaffee eingeladen. Wir wollen gemeinsam über Pauls Situation beraten. Es muss eine Lösung gefunden werden, so kann es nicht mehr weitergehen. Wir wollen ihm schonend die Vorteile eines Umzuges – und sei es zunächst nur probehalber, aufzeigen." Peter erzählte von den Vorkommnissen im elterlichen Hause und die Gespräche mit Ingrid.
„Meine Schwester will Pauls Lieblingskuchen backen. Schwager Herrmann holt Papa aus Raschdorf rüber und

holt danach uns ab". Er fährt schon seit längerem einen P 70, allerdings älteren Baujahres. Das trifft sich gut, in Anbetracht der neuen Situation, dachte Peter, da kann ich mit Herrmann gleich etwas fachsimpeln.

Bis dahin verliefen die Tage in gewohnter Weise. Peters Schmerzen in der Brust waren wie weggeblasen. Er hatte die Arbeit in seiner Dienststelle wieder aufnehmen können und kam seinen Verpflichtungen wie man es von ihm kannte, mit Akkuratesse nach.

Peter tat wie ihm aufgetragen und stellte sich nach einer Woche noch einmal beim Betriebsartzt Dr. Becker vor. Dieser zeigte sich mit seinem Patienten einigermaßen zufrieden, konnte sich aber nicht verkneifen, mit dem rechten Zeigefinger zu wackeln, was so viel bedeuteten sollte, wie: du pass auf, pass gut auf dich auf.
Aber das kannte Peter von ihm und kommentierte das mit einer Handbewegung nach unten, was eine Eigenschaft von ihm war, wenn er etwas nicht an sich heran lassen wollte, es abwehrte. Es könnte aber auch heißen: alles klar, ich weiß Bescheid Herr Doktor, das kenne ich zur Genüge.

Peter überlegte, sollte er noch von Vater Paul berichten und eine Meinung von Dr. Becker einholen? Er war nicht sicher, ob er den richtigen Rat erhalten würde, denn Dr. Becker hatte durchaus eine burschikose Seite. Die beiden waren nicht immer auf einem Level. Aber dann fasste er sich ein Herz und schilderte ihm die Umstände, die sich zur Zeit um seinen Vater rankten.
Wie nicht anders zu erwarten, bekam Peter die Tips zur radikalen Umsetzung des Vorhabens, nämlich die Wurzeln mit all ihren Verzweigungen sofort zu verpflanzen, bevor großer Schaden für Leib und Leben eintritt. Das hätte er sich wirklich sparen können. Aber ein Versuch war es ja wert, dachte Peter, verabschiedete sich und wünschte auch Dr. Becker noch ein angenehmes Wochenende, drehte sich 180 Grad und ging mit großen schnellen Schritten zur Tür hinaus Dr. Becker rief ihm nach: „Halt, warten Sie! Ich hätte beinahe das Wichtigste vergessen!" Peter hielt erschrocken inne, ging nur wenige Schritte zurück. „Ja, was gibt es denn noch so Wichtiges?" „Ihre Kurbestätigung ist eingetroffen! – Am ersten Oktober treten Sie eine Kur in Bergiesshügel an."
„Also doch nicht Ostsee, das hätte mir besser gefallen", knurrte Peter unhörbar in sich hinein. Eine Zeitlang hatte er gehofft, dass das mit der Kur im Sande verlaufen würde, denn Kurplätze waren immer sehr rar, wie man allgemein wusste. Eigentlich hatte er sie bereits abgeschrieben, denn seine Zeit dafür war ohnehin viel zu knapp. Die Hochzeit stand bevor und die Umbauarbeiten im eigenen Häuschen waren bereits auf Hochtouren angelaufen.
„Ich komme am Montag vorbei, Herr Doktor – meine Zeit ist gerade ziemlich knapp!", rief Peter aus einigen Metern Entfernung und lief schnellen Schrittes in die Richtung, wo er sein Motorrad geparkt hatte und fuhr ins Wochenende hinein. Auf der Heimfahrt grübelte er darüber nach, wie es kommt, dass man ständig das Gefühl hat, die Zeit ist nie ausreichend für alle Dinge des Lebens und ob es allen Menschen so ginge,

wie ihm. Aber dann beruhigte er sich mit der Überlegung, dass es wahrscheinlich nur eine vorübergehende Erscheinung ist und wenn die Familie erst im neuen Häuschen wohnt, würde sich ganz bestimmt alles relativieren.

Ein sehr schönes, sonniges Wochenende sollte der Lohn für eine turbulente Woche sein. Aber daran konnte sich die Familie nicht sonderlich laben, denn außer dem Familientreffen bei Ingrid standen vielfältige Arbeiten im neuen Heim an. Weil aber jeder aus der Familie und einige Freunde hilfreich zupackten, wurden viele Arbeiten sogar vorfristig fertig. Ein großer Raum musste durch eine neue Wand zweigeteilt werden, wodurch zwei neue Zimmer, die später als Kinderzimmer vorgesehen waren, entstanden. Fußböden wurden gefliest und das Bad sollte noch ein gänzlich neues Outfit erhalten. Vorbereitungen für eine neue Dusche, auf die Gina sich ganz besonders freute, wurden getroffen. Sie freute sich auch auf die neue Etagenheizung, für die schon Rohre verlegt werden konnten. Damit brauchte sie in Zukunft nicht mehr mehrere Öfen heizen und die Schlepperei des Brennmaterials würde sich gewaltig dezimieren, wenn Peter nicht im Hause war. Für ihn, als Bauherr, war die Zeit der Baumaßnahme purer Stress. Nicht von ungefähr waren Fliesen, Duschzubehör, Steine, Zement ... zu beschaffen. Jedes Mal war es eine Herausforderung, ein Geben und Nehmen, ein Geschachere vor dem Herrn, bis man an die Gegenstände heran kam, die ein weiteres Fortschreiten des Baues ermöglichten – mental eine Belastung von unbeschreiblicher Größe. Aber irgendwie ging es immer wieder weiter. Manchmal waren es nur kleine Schritte – ein anderes Mal wieder konnte etwas vollendet werden, wo am Vortag noch gar nicht mit zu rechnen war. Und wem dieses gelang, der konnte von sich sagen, dass die Veränderung zu dieser Zeit bereits ein Schritt in die Moderne war, auf den so einige Menschen neidvoll blickten. Bei Peter war es anders. Man blickte zwar etwas neidvoll auf ihn, gönnte es ihm aber, weil die Menschen, die ihn und sein Leben kannten, es ihm nachsahen, sich sogar für ihn freuten.

Für Klein Ina war das Gewusel im Haus eine neue Welt der Entdeckungen. Überall lagen interessante Dinge herum, die sie noch nie in ihrem Leben gesehen hatte. Die Berge von Tapetenresten, die sie durchstöberte, erwiesen sich als eine unangenehme Matscherei, wovon sie sehr schnell Abstand nahm. Aber die Kießhaufen im Hof regten ihre Fantasie für Sandkuchen backen an. Sehr pragmatisch zeigte sie sich, indem sie in ihr Sandkasteneimerchen kleine Holzreste sammelte und diese in den Holzschober trug, wo Holz nun mal hin gehört. Dafür erntete sie gehörigen Beifall von Mama und Papa, was sie noch mehr anspornte, den Holzbestand zu vermehren.

Die Versorgung der vielen fleißigen Arbeiter war bei solchen Aktivitäten eine selbstverständliche Angelegenheit und lag in der Zuständigkeit der Bauherren. In diesem Falle zu einem Teil von Gina, die ihre fleißigen Helfer mit Gulasch, Kartoffeln und Nudeln erfreute. Ein Highlight war ihr köstlicher Schokoladenpudding mit gerösteten Mandeln und Vanillesoße. Belegte Brote, Kuchen, Kaffee und verschiedene Getränke standen immer zur Verfügung. Es war eine Voraussetzung.

„Hmm Mama, Schokoladenpudding." Das Wort konnte Ina mit ihren knapp zwei Jahren schon perfekt aussprechen. Sie fuhr mit ihrer Zunge um die Mundränder, damit nur nichts von der Köstlichkeit verloren ginge und bat sogleich um „mehr!" „Selbstverständlich - weil du wirklich sehr fleißig geholfen hast, meine Kleine, bekommst du eine besonders große Portion!" Lächelnde Gesichter der schmausenden Helfer pflichteten dem Lobgesang von Gina klatschend bei. Darüber stolz, nahm Ina ihr Eimerchen und wollte schon

wieder loslegen. Das aber ließ Gina nicht gelten, sie hielt sie zurück und erinnerte an den Mittagsschlaf, wovon Ina so gar nichts hören wollte. Erst als ihre Mama eine gemeinsame mittägliche Ruhe vorschlug, ward sie milde gestimmt.
Überzeugungsarbeit ist eben bei kleinen Kindern alles, dachte sich Gina, die ob ihres Zustandes einer Pause nicht abgeneigt war.

Das sonnige Wetter ließ es zu, dass der Sonntagskaffee bei Ingrid im Garten eingenommen werden konnte. Vater Paul durfte es sich in einem Sitzliegestuhl, den Herrmann seiner Ingrid zu ihrem dreißigsten Geburtstag eigens dazu anfertigen ließ, weil derartige Gegenstände nicht im Handel zu erstehen waren und der sonst nur für die Dame des Hauses reserviert war, bequem machen. Er ahnte nicht, dass er an diesem Tag der Hauptanlass des Treffens war. Mit Kissen und einer kleinen Kniedecke versehen, saß er da und blickte fröhlich und unbekümmert in die Runde, ließ sich mit Kaffee und Kuchen verwöhnen und freute sich über das schöne Wetter und die Zuwendung, die ihm alle zuteil werden ließen. „Der Apfelkuchen ist ja wirklich wie bei Mutti – da hast du gut über den Backschüsselrand gesehen, das freut mich," lobte er Ingrid, die ihm noch eine Portion Sahne, die sie bei einer Dorffreundin, die noch selbst Butter und Sahne schleuderte, erstanden hatte, auftat.

Pauls Wohlsein war Anlass für seine Kinder, das Thema „Zukunft" aufzugreifen. Mit äußerster Vorsicht erklärten sie ihm, dass ein Umzug nach Seedorf mehr Vor- als Nachteile für ihn bringen würde.
Peter schätzte ein, dass sie im November, wenn er von seiner Kur zurück ist, in das Häuschen ziehen könnten. Paul hatte bereits die Gelegenheit gehabt, die Örtlichkeiten zu besichtigen und war mit der Lage, dem Haus selbst, sowie dem Drumherum recht zufrieden. Außerdem kannte er

einige Leute im Ort. Auch zu Mama, Ginas Mutter, die allerdings in der alten Wohnung verbleiben wird, hatte er einen guten Draht. Und auch seine Versorgung wäre zunächst abgesichert, weil Gina eine lange Zeit mit dem Baby zu Hause sein würde ... Die positiven Aspekte waren es, die Paul immer mehr überzeugten, sodass er letztlich einem Probewohnen mit der Option jederzeit an den alten Wohnort zurückkehren zu können, zustimmte.

Im Juli 1972 war es nun so weit: Peter, 32 Jahre, heiratete seine Gina, die zu diesem Zeitpunkt 29 Jahre und wie Peter noch nie verheiratet war.
Die Hochzeitsgesellschaft bestand ausschließlich aus den engsten Familienmitgliedern. Entgegen den Ankündigungen, wurde die Hochzeit in Seedorf gefeiert. Hierzu wurde das Wohnzimmer von Peter und Gina ausgeräumt, Stühle und Tische zusammengetragen und das Geschirr aus den elterlichen Häusern herbeigeholt.

Freunde, Arbeitskollegen und Bekannte hatten bereits tags zuvor am „Polterabend" ihre Glückwünsche, Blumen und Geschenke en gros übergeben und sich am guten Essen und den unter großem Aufwand beschafften Getränken laben können. Weil diese nicht üppig im Handel zur Verfügung standen, musste jeder, der eine Feier plante, rechtzeitig beginnen, sich einen Vorrat anzulegen. Peter und Gina hatten neben einer ansehnlichen Palette Spirituosen, auf hausgefertigte Liköre und Weine zurückgreifen können, weil Mama sich auf die Herstellung dieser Produkte gut verstand. Wie allgemein üblich, wurde immer eine große Charge Bowle angesetzt. Hier waren es die Früchte, an denen es oft mangelte. Sie sollten für diesen Anlass außergewöhnlich sein – etwa Ananas, Erdbeeren oder Pfirsiche. Entweder man hatte sie vorher eingeweckt oder sie wurden in Dosen herangeschachert, wenn man Glück hatte.

Der Polterabend war anstrengend für Braut und Bräutigam. Nachdem endlich, aber sehr spät die letzten Gäste gegangen waren, mussten sie nach altem Brauch die Scherben vor dem Haus beräumen. Peter hatte Gina, die bereits Anfang des fünften Monats schwanger war, vorsorglich ins Bett geschickt. Sie sollte sich ausruhen, um den wichtigsten Tag in ihrem Leben gut zu überstehen und sich auf „das Brautsein" vorbereiten.

Am Hochzeitsmorgen war Peter viel zu früh hellwach. Draußen dämmerte es gerade erst und er hatte das Gefühl, noch gar nicht geschlafen zu haben. So sehr er sich auch mühte, der Schlaf stellte sich nicht mehr ein und so konnte er es nicht verhindern, dass die kleinen Grübelmännchen in seinem Kopf aufgeregt hin und her liefen und sich als Lebensfilm zusammenfügten. Genau das wollte er jetzt nicht. Die zu seinem Glück nur leichte Unruhe, die er schon in den letzten Tagen verspürt hatte, wollte er mit allen Mitteln seines Bewusstseins bekämpfen – wollte sie nicht aufkommen lassen. Sicher kam sie von dem Bild, der als Braut verkleideten Liesel, die vorletzte Nacht durch seine Träume schwebte, die er einzuholen nicht in der Lage war und sich nach dem abrupten Aufwachen in seinen Kopf festgesetzt hatte. Peter musste sich zu Ruhe und Vernunft zwingen und sagte sich: Es ist wie es ist – unveränderlich ist, was gewesen – damit muss ich nun endlich mal klar kommen. „Will ich auch!", war er willens auszurufen, aber er konnte es noch rechtzeitig unterdrücken, um die schlafenden Mädels, groß und klein nicht aufzuwecken. Schlaftrunken saß er auf der Bettkante und dachte sich in den neuen Tag, in den er sich sogleich auf leisen Sohlen hinein schlich.

Peter konnte vom Anblick seiner Braut nicht genug bekommen, als er sie an Mamas Wohnungstür übernommen hatte. Er war sprachlos vor Entzücken über ihr Aussehen in einem weißen Traumkleid von Seide, Spitze und Tüll. Wie damals als Herzdame, dachte er. Und dazu ihr markantes Lächeln - es kam ihm in diesem Moment so lieblich vor, dass sich eine Glückswelle nach der anderen über seinen Rücken spülte. Schnell rückten die aufregenden Träume der letzten Nacht ins Abseits. Er verspürte Freude und dennoch eine gewisse Angespanntheit. Für einen langen Moment schauten sie sich beide gedankenverloren in die Augen. Als dicke Tränen aus Ginas Augen über ihre rosig gepuderten Wangen kullerten, zog Peter schnell ein blütenweißes Stofftaschentuch aus seiner Hosentasche, wischte Ginas Tränchen und dann verstohlen seine aus den Augen. „Aber, aber mein Schatz, heute ist unser Tag, er soll doch der schönste in unserem Leben werden. Sieh, die Sonne scheint schon für uns, aber bevor sie deine Tränen trocknet, werde ich, werde ich ....“ Peter, der selbst mit den Tränen kämpfte, kam ins Stottern ... „möchte ich dir nun endlich den Brautstrauß überreichen.“ Es waren, wie kann es anders sein, rote Rosen. Für Peter schon immer ein Synonym für die Liebe. Und wenn er Blumen verschenkte, dann rote Rosen. Die Blüten kamen durch weißes Schleierkraut und Myrthe perfekt zur Geltung. So perfekt wie seine Braut freute sich der Bräutigam, reichte seiner weißen Herzdame den Arm und sie taten den ersten Schritt in ein neues Leben.

Onkel Erich hatte seinen Wagen, den er an der Seite seiner Frau selbst chauffierte, für die Fahrt zum Standesamt in die Kreisstadt zur Verfügung gestellt. Der wunderschöne Autoschmuck aus frischen Gartenblumen, den Mama und Gina tags zuvor gezaubert hatten, war mit Tüllschleifen und Lorbeerblättern hübsch anzuschauen. Nur ein kleiner, aber wichtiger Teil – Eltern und Geschwister - des Hochzeitspaares fuhr mit in die Stadt. Nach der Trauung musste das frisch vermählte Paar noch lange in die Kamera im Fotoatelier lächeln bis der Fotograf mit dem Ergebnis zufrieden war.

Die Sonne schien und der Himmel hatte sein bestes Blau angelegt, als das Hochzeitspaar in Seedorf einfuhr. In diesem Moment empfanden es beide, als die beste Entscheidung, das Fest dort zu feiern. Sie hatten es relativ kurzfristig entschieden, die Feier nicht in Peters Elternhaus in Raschdorf, sondern im heimischen Domizil in Mamas und Ginas Wohnung auszurichten. Weil einige Gäste kurzfristig abgesagt hatten, die gesamte Logistik nach Seedorf ausgerichtet war und die meisten Freunde und Bekannte aus der Umgebung kamen, war der Feierplatz als vorteilhafter angesehen worden.

Nach altem Brauch waren Seile an einigen Stellen über die Straße gespannt, die die Frischvermählten zum Anhalten und der Herausgabe von Süßigkeiten, aber auch Geldstücken zwangen. Das taten Peter und Gina überaus gern, denn die meisten waren bekannte Bewohner ihres Ortes – Freunde, Nachbarn, Arbeitskollegen ... Sie machten reichliche und süße Beute. Süßes gab es dann noch einmal beim Überbringen der Glückwunschkarten, die so ziemlich jede Familie des Ortes dem Hochzeitshaus zukommen ließ. Für dieses Ritual wurden extra Kuchen gebacken. Das beschränkte sich meistens auf Hefestreusel- oder Zuckerkuchen. Auf jeden Fall waren diese Kuchen immer sehr frisch und lecker und deshalb nahmen die kleinen Dorfbewohner diese Aufgabe überaus gern wahr. Wenn die voll beladenen Teller gereicht wurden, versuchte jeder das größte und beste Stück herauszufiltern. Manchmal erschienen sie sogar mehrmals, wenn Frau Schmidt, Müller, Krause ... ihre Karten nicht selbst bringen oder schicken wollten bzw. konnten. Auch bei Jugendweihen und Konfirmationen verlief das Kartenüberbringen nach gleichem Muster.
In der Zwischenzeit waren viele fleißige Hände am Werk, die alle Töpfe zum Dampfen gebracht hatten, Kuchen auf Platten legten, Torten schnitten, Weinflaschen öffneten ...

Die Kerzen wurden eilig angezündet, als man die Hochzeitsgesellschaft herankommen sah. Eine festliche Tafel war über und über mit Blütenblättern und reichlichem Grün geschmückt. Sogar Servietten, die mit grünen Myrthenkränzen bedruckt waren, zierten die Tafel. Eine Bekannte aus der Nachbarschaft hatte sie über einen Tauschhandel „besorgt". In diesen Fällen war die Nachbarschafts- und Freundschaftshilfe besonders groß und verlässlich und die Tauschbörse florierte prächtig.

Nachdem sich die Gäste zum Spalier an der Haustür aufgestellt hatten, trug der Bräutigam seine Braut unversehens über die Schwelle. Dabei machte er die Anmerkung, dass er Gleiches und in derselben Gesellschaft noch einmal wiederholen würde, sobald der Einzug ins Puppenhäuschen vollzogen wird. Warum und welches „Puppenhäuschen" wollte Gina erklärt haben. „Weil ich mit einer kleinen und einer großen Puppe dort einziehen werde und das Haus mehr und mehr einem Puppenhaus ähnelt. Wie es so klein und mein da steht, mit einem Gärtchen, einer Bank vorm Haus, einer grünen Wiese dahinter, kommt es mir immer mehr so vor." „ Eine tolle Bezeichnung! Ja, ab jetzt ist es unser Puppenhaus. Und bald schon kommt noch ein winziges Püppchen hinzu. Ob männlich oder weiblich, egal, Hauptsache gesund. Ach, ich bin ja so glücklich!" hauchte Gina ihrem Schatz ins Ohr. Es folgte ein Geben und Nehmen von Küssen, das Klein- Ina erbarmungslos unterbrach, indem sie sich an Peters Beine klammerte und zu verstehen gab, dass sie da hoch wollte, wo er gerade mit seinen Lippen war. Die um sie herumstehenden Gäste räusperten sich, sie wollten ihre Glückwünsche los werden. „Das könnt ihr doch auf die Nacht verschieben. Die ist lang genug dafür!", warf einer der Gäste unverblümt ein. Indes lagen sich alle in den Armen. Ein Schwall von guten Worten rieselte auf das Paar: „Gesundheit, Gesundheit, ein langes Leben und einen reichen Kindersegen!" Geflügelte

Worte, die damals wie heute zu den Tiraden guter Wünsche gehörten und gehören.

„Nun aber zu Tisch!" rief Mama. In einem Toast dankte Peter herzklopfend und mit rosigen Wangen - denn das lag ihm so gar nicht -mit knappen Worten seinen Gästen für das Erscheinen und brachte seine Freude über die bevorstehende Zeit mit Frau und Kind, die nun alle den Namen Schmied tragen und den anstehenden Veränderungen ... zum Ausdruck. Man ließ die Gläser klirren und die Völlerei begann. Zuerst, und das war bei Dorffeiern Tradition, gab es eine Hühnersuppe mit Grießklößen. Danach folgte ein Hühnerfrikassé mit reichlich Spargel und kleinen Fleischklößchen. Die Soße des Frikassee, wurde legiert und musste sogleich verspeist werden. Ein erneutes Aufwärmen würde diese gerinnen lassen. Es wurden Braten von Rind und Schwein mit einer herzhaften Soße, Rotkohl, Blumenkohl und Spargel... aufgetragen. Ein klassischer Schokopudding mit Vanillesoße und Sahne sowie handgerührter Zitronencreme rundeten das Menü ab. Es handelte sich bei den Gängen allerdings nicht um kleine Portionen. Von allem, war immer genügend vorhanden. Eine absolute Völlerei. So sah dann auch die Kaffeetafel aus. Viele Sorten von Kuchen, Torten und Gebäck, die eigentlich nicht mehr in die Mägen passten, wurden verzehrt. Abends gab es nochmals Hühnerfrikassee mit frischen Brötchen, kalte Braten, gefüllte Eier, Kartoffelsalat und Würstchen etc.

Hier kommt mir die Erinnerung an meine Jugendweihe. Es war das Jahr 1966. Gefeiert wurde bei uns immer gern und viel. Und aus Platzgründen fanden die Feiern immer in Omas Haus statt. Die Verwandschaft reiste aus Potsdam, Berlin und Umgebung an. Die größere Zahl kam aus unserem Dorf. Die Menüfolge war wie beschrieben. Am beliebtesten aber war immer das besagte Frikassé. Und so geschah es, dass ein besonders gefrässiger Frikassèfan sich unter Omas

großen Küchentisch verkrümelte und sich heimlich an der Delikatesse laben wollte. Aber er wurde entdeckt und so begann eine regelrechte, aber vergnügliche Schlacht um die besten Bissen. Diese Episode wirkt noch heute so nachhaltig in mir, dass ich mich auch jetzt noch genau an viele Details erinnere, die mir immer in freudiger Erinnerung bleiben werden.
Aber Omas Frikassé, das war und bleibt für mich das beste aller Zeiten. Es ist mein Lieblingsgericht noch heute und ich bemühe mich jedes Mal, es genau so hin zu bekommen, was mir inzwischen einigermaßen gut gelingt. Aber unsere große Schwester Johanna zaubert es mit Abstand, am köstlichsten.

Die Auswertung des Tages folgte noch vor der Hochzeitsnacht: „Es war eine wunderschöne Feier – mit so vielen Geschenken habe ich nicht gerechnet - es ist nichts doppelt geschenkt worden - aber leider ist keine Brotmaschine dabei, die hätten wir gebrauchen können – morgen laden wir die Nachbarn zum Kaffee ein!"
Ginas Resümé unterbrach Peter mit gefühlvollen Gute-Nacht-Küssen und guten Worten: „Na dann schlaf gut, meine Herzdame und träume 'was Schönes! Eine Brotmaschine werde ich demnächst in der Stadt kaufen. Aber nun müssen wir erst einmal neue Kräfte nach den Anstrengungen der letzten Tage sammeln!" Für eine stürmische Hochzeitsnacht reichte ihre Kraft nicht mehr. Aber sie schliefen glücklich und zum ersten Mal als Ehepaar ein.

In der darauf folgenden Zeit reihten sich schöne Dinge aneinander: Der Sommer zeigte sich von der besten Seite, Peter verspürte keine Schwermütigkeit, keine Schmerzen. Im Puppenhaus ging es rasant vorwärts, Ginas Bauch wurde immer runder, und Ina war überglücklich, wenn ihr Papa, der Peter seit der Hochzeit, nun mit Stempel und Unterschrift war, mit ihr noch nach Feierabend zum See ging. An den

Wochenenden, wurde nicht nur am Häuschen gearbeitet. Der jungen Familie war es wichtig, gewisse Gemeinsamkeiten zu erleben. Das neue Auto war inzwischen da und es musste schließlich auch bewegt werden. Man machte Ausflüge in die nähere Umgebung: Rheinsberg, das nur sehr wenige Kilolmeter entfernt war, Zechlin, Neuglobsow oder bis zur Müritz, dem größten Binnensee Deutschlands – das waren besonders beliebte Orte für sie. Wenn die Sonne lachte, hielt sie nichts, dann ging es hinaus, meistens in ein Kaffeehaus, eine Eisdiele oder man spazierte an interessanten Plätzen. So viele Möglichkeiten wie heute, um Eis zu essen, gepflegt Kaffee zu trinken, zu speisen … gab es zu dieser Zeit noch nicht. Trotzdem und weil sie nichts Besseres kannten, waren die meisten Menschen mit dem zufrieden, was das Umfeld und die Zeit bot. Dann fügten sie sich brav, wenn der Kellner ihnen einen Platz zuwies, auch wenn er ihnen nicht sonderlich gefiel. Sie warteten ohne zu murren auf ihre bestellten Speisen und Getränke, auch wenn es ihre so kostbare Zeit war, die ihnen genommen wurde. Sie disziplinierten sich wie die meisten: Die braven DDR-Bürger.

Der erste Oktober kam und Peter musste, ob er wollte oder nicht zur Kur. Er wollte nicht, weil er wusste, was ihn erwartet. Vorschriften: Festgelegte Essen- Weck- und Schlafenzeiten, um 22.00 Uhr Licht aus, kein Frauenbesuch auf dem Zimmer, kein Alkohol, gesellschaftlich anberaumte Veranstaltungen die Pflichtveranstaltungen waren …
Kein Alkohol, das war sowieso nicht sein Ding und für Frauenbekanntschaften war er auch nicht angetreten. Das alles tangierte ihn wenig. Vielmehr waren es die vielen verschiedenen Veranstaltungen, wie Basteln, Werkeln, medizinische, wie auch politische Vorträge … und die Behandlungsmaßnahmen nach einem sehr strengen Zeitplan. Das empfand er anfänglich als Eingriff in private Sphären und es legte sich auf sein Gemüt, das eigentlich kuriert

werden sollte. Später sollte sich herausstellen, dass sein Gemütszustand von allem profitierte.

Sein Behandlungsplan war auch wirklich sehr umfangreich. Der Sinn lag darin, die Anwendungen auf die Psyche wirken zu lassen. Sie basierten auf leichten Massagen, Wassertreten, Schlaftherapien, körperlich leichter, sportlicher Bewegungen, viel Spaziergänge an der frischen Luft ...Alles unterlag einer strengen ärztlichen Kontrolle, insbesondere die Ernährung. Und so stand es dann sinngemäß auf einer Postkarte, die Gina erhielt: Essen schmeckt, Unterkunft gut, Wetter ist annehmbar ... aber ich vermisse euch sehr. Ich hoffe, dass die Zeit hier schnell vorüber geht!
Peter fügte sich mit allem - biss die Zähne zusammen und dachte immer an Zuhause - an seine kleine süße Familie. In diesem Zusammenhang verwunderte ihn das Paarungsverhalten einiger Kurpatienten, die sich so verhielten, als hätten sie keine Familien zurückgelassen. Nein, an einem „Kurschatten" hatte er kein Interesse. Obwohl eine Dame, die neben noch zwei Patienten seinem Essenstisch zugeordnet war, nicht abgeneigt schien. Peter jedoch gab ihr keine Gelegenheit.
Einmal in der Woche, wenn seine Termine abgearbeitet waren, nutze er den Münzfernsprecher im Hause, um von seinen Lieben Daheim zu hören. Zeitlich richtete er es dann so ein, dass er auch noch mit Ina sprechen konnte, bevor sie ins Bettchen musste. Gina gab dann immer noch eine große Zusammenfassung der letzten Tage, über die Vorgänge im Puppenhaus, Neuigkeiten aus dem Ort usw. Sie erwarteten ihn alle sehnlichst, wünschten ihm aber ständig alles Gute und versicherten ihm, dass sie sich alle wünschten, dass es ihm gut ginge und er bei bester Gesundheit wieder nach Hause kommen wird und sie versicherten ihm jedes Mal, dass sie dafür gern die Trennungszeit in Kauf nehmen.

Ein Kuraufenthalt in einem entfernteren Gebiet brachte in den meisten Fällen sogar kleine Annehmlichkeiten, die darin bestanden, dass eine andere Gegend eventuell Dinge bot, die käuflicher Weise nicht Zuhause zu bekommen waren. Wenn die Zeit des Ausganges es erlaubte, wurden die wenigen Geschäfte nach eben diesen durchgesucht. Und so ergab es sich, dass Peter einige sogenannte Schnäppchen einfangen konnte. Für Ina hatte er einen Märchenbaukasten, der aus zwölf mit Märchenpuzzlen beklebten Holzwürfeln bestand gefunden. Beim richtigen Drehen einer Reihe, die aus vier waagerecht und drei senkrecht angeordneten Würfeln bestand, zeigte sich ein komplettes Märchenbild, vorausgesetzt, ein oder mehrere Würfel wurden nicht aus ihrer Position gebracht. Und auf die Augen von Ina freute sich Peter ganz besonders, wenn sie den Karton auspacken würde. Einen echten handgeschnitzten Schwibbogen hatte er erstanden. Ein echter erzgebirgischer mit sechs aufgesetzten elektrischen Kerzen. Das wird eine Sensation im Ort, triumphierte er, denn in seiner Erinnerung hatte niemand bisher ein selbiges Highlight. Und Weihnachten ist bereits zum Greifen nahe und das Puppenhäuschen wird in einem ganz besonderen vielen Menschen sehr fremden Glanze leuchten. Das ließ ihm die Sehnsucht nach Zuhause noch lieblicher erscheinen.

Und weil alles einmal vorüber geht, ging auch diese Zeit zu Ende. Der Patient war, nach Aussage des Kurzarztes, der ihn nach einer ordungsgemäßen Abschlussuntersuchung und einer Zusammenfassung aller medizinischen Anwendungen, deren Wirkung und dem derzeitigen Verfassungszustand als geheilt entlassen worden. „Organisch gesund o. B." stand auf dem Entlassungsbogen. Neben einigen Hinweisen zum weiteren Verhalten des Patienten waren keinerlei Medikamente empfohlen, noch weitere medizinische Anwendungen angezeigt worden.

Zuhause wurde Peter sehnsüchtig erwartet. Ina räumte sich sogleich den Vorrang auf Papas Arm ein, und Gina hatte Mühe, eine freie Stelle in Peters Gesicht zu finden, um an ihre lange entbehrten Küsse heran zu kommen. Die Familie war wieder glücklich vereint. Viel gab es zu erzählen und auch Peters Mitbringsel hatten ihre positive Wirkung nicht verfehlt. In den nachfolgenden Tagen waren sogar Freunde, Verwandte und Bekannte vorbei gekommen, um ihn zu begrüßen und ihm alles Gute zu wünschen.

„Die erste Nacht wieder im eigenen Bett“ ist etwas, worüber sich jeder freut, der lange nicht darin sein konnte, durfte, sollte …
Peter empfand es als ein wohliges, anheimelndes und lange ersehntes Vergnügen – trotzdem stellte sich der Schlaf nicht ein, nachdem er aus Ginas Betthälfte in die seine gerollt war. Zu viele hirnmarternde Gedanken aus vergangenen Zeiten waren schon wieder in seinem Kopf präsent. „Weg mit euch, ihr bösen Geister, ich will euch heute, morgen und nie mehr sehen, spüren oder sonst noch was!“ Alle diese gedanklichen Mühen fruchteten nicht. Und so kam es, dass er sich am darauf folgenden Morgen wie durch eine Mühle gedreht fühlte. Gina, deren Augen die gesamte Zeit am Frühstückstisch die seinen fixiert hatten, verstand nicht, dass seine blank geputzten Augen vom Vorabend jetzt in einem von Nebel umgebenen Zustand in die ihren sahen. Sorgenvoll erkundigte sie sich nach seinem Befinden. Er tat es ab mit: „Alles gut mein Schatz, lass uns nach dem Frühstück gleich zum Puppenhaus gehen. Ich bin gespannt, was mich dort erwartet!“. Damit war die Angelegenheit zunächst abgehakt. So auch in den folgenden Tagen und Wochen.
Die Adventszeit 1972 hatte begonnen. Die Tage verloren sich früh an den Abend, Lichter und Kerzen sorgten dann für Gemütlichkeit in den Stuben. So auch im Hause Schmied. Dort ging man der alten Tradition nach, sich nach

Feierabend am Kaffeetisch bei Mama zu versammeln. Dann waren die Advenskerzen angezündet, leckere Plätzchen und Stollen standen auf dem mit Sammeltassen gedecketen Kaffeetisch. Mama war Meisterin im Plätzchen backen. Nach alten Rezepten stellte sie jedes Jahr weiße und braune Pfeffernüsse her, die ihre Familie am meisten liebte. Aber auch Makronen mit Kokos oder Haferflocken waren immer wieder ein Genuss. Während alle sich in gesprächiger Runde labten, konnte Klein Ina es nicht erwarten, bis das Zeichen zur Märchenstunde kam. Dann huschte sie in die Küche, holte die kleine Fußbank, stellte sie an den Kachelofen, neben Omas Korbsessel und holte ein Märchenbuch aus ihrem bereits umfangreichen Buchbestand herbei. Oma platzierte das Buch immer so auf dem Schoss, dass Ina ihre Nase hinein stecken und ihre Augen über den Bücherrand die zur Geschichte gehörenden Bilder verfolgen konnte. An manchen Nachmittagen sangen die Erwachsenen mit ihr Weihnachtslieder. So sangen sie sich dem Weihnachtsfest entgegen.

Der Umzug ins „Puppenhaus" für Gina, Peter und Ina stand bevor. Tagelang waren Teller, Tassen, Schüsseln ... eben alles, was mit musste, verpackt worden. Darunter bestes Porzellan von Mama. „Nehmt nur – ihr könnt das gut gebrauchen – ich benötige nicht mehr viel in meinem Leben", hatte sie gesagt. Und: „Es ist nicht aus der Welt. Ich hoffe doch, dass wir noch oft in den Genuss kommen, gemeinsam das Geschirr zu benutzen. Zu diesem Zweck ist es schließlich einmal hergestellt worden. Es war vor etwa fünfundvierzig Jahren. Meine Mutter hat es mir am Tage meiner Hochzeit vererbt. Stellt es nicht in den Glasschrank! Benutzt es und freut euch daran!"
„Wir freuen uns schon jetzt, Mama – vielen lieben Dank – Du bist die beste Mama der Welt!" Mit einem weinenden und einem lachenden Auge nahm Gina sichtbar gerührt

Mamas Geschenk entgegen. „Sonntags bist du immer gern bei uns zum Essen eingeladen, dann werden wir uns alle an den Fayencen freuen und ich hoffe auch an dem, was damit serviert wird. Ich werde mir die allergrößte Mühe geben, dich nicht zu enttäuschen."

Einige Tage vor Weihnachten war dann alles aus- ein, und umgeräumt. Der neue Schwibbogen schmückte nicht nur das Fenster der kleinen Veranda zur Straße, er setzte damit das gesamte Häuschen in eine außergewöhnlich weihnachtliche Szenerie. Die neue Weihnachtsbeleuchtung hatte das Interesse und das Entzücken aller Nachbarn geweckt - nun wollten sie auch so etwas besitzen.

Später hatte unser Vati, in seiner Eigenschaft als „Holzwurm", damit begonnen, ähnliche Bögen nach diesem Muster herzustellen. Allerdings nur für Familienangehörige. Es war nicht sein Bestreben, sich damit zu bereichern, noch ein gewerbliches Interesse zu verfolgen. Ein ähnliches Konstrukt besitze ich noch heute und es leuchtet alle Jahre wieder.

Gina, die tagelang an der Nähmaschine gesessen hatte, fühlte sich „kreuzlahm" vom vielen Gardinen, Vorhänge, und Kissen für das neue Heim nähen. Jedenfalls brachte sie es in eine solche Verbindung, ohne zu ahnen, das es Senkwehen sein könnten und ihr Baby sich so langsam anschickte, auf die Welt zu kommen. Nur noch den Himmel am Babykörbchen befestigen, die Zudecke mit dem Bezug auf dem kleine Teddybären gedruckt waren, beziehen und dann bin ich fertig. Gedacht und schon getan, die Arbeit ging ihr trotz des Zustandes noch immer schnell von der Hand. „Wie schön du das gemacht hast, meine Liebe", hörte sie ihren Peter, der von ihr unbemerkt in das Zimmer getreten war, sagen. An seinen leuchtenden Augen konnte sie erkennen, wie sehr er sich auf seinen Nachwuchs freute. Das machte sie froh und sie hoffte, dass das kleine Glück auch den letzten Millimeter seines traurigen Herzes trifft und es hoffentlich keine Probleme mehr machen würde. Beide standen fest umschlungen vor dem Babykörbchen und stellten sich vor, wie es bald aussehen würde, wenn das kleine Leben da heraus schreit. Ina, die ihre Eltern im ganzen Haus gesucht hatte, kam hinzu und schien verzaubert vom Anblick des Babykörbchens auf Rädern. „Der hat ja Räder! Kann man damit fahren? Wann kommt unser Baby da rein?" Sie war ganz aus dem Häuschen. Schnell lief sie, ein Püppchen zu holen, legte es hinein, deckte es behutsam zu und war der Meinung, dass nun alle ganz leise sein müssten, denn das Baby solle schlafen. Ihre Eltern, die noch immer armverschlungen da standen, sich nicht satt sehen konnten an dem Körbchen und Klein- Inas Treiben wurden jäh aus dem Zimmer komplimentiert. „Nun gut, Inamäuschen, heute schlafen wir noch einmal in unserer alten Wohnung. Morgen wird dein Bettchen hier neben dem Körbchen aufgestellt – wir alle wohnen ab morgen immer hier im Puppenhaus. Das wird toll, das wird schön, dann kannst du immer nach deinem Geschwisterchen sehen. Freust du dich?" Gina kannte die Antwort, weil in den letzten Wochen kein Tag vergangen war, an dem Ina nicht nach der Ankunft ihres Geschwisterchens gefragt und ihre Freude beteuert hatte.

Am nächsten Tag trug Peter Gina über „die Schwelle in ein neues Leben." Ein Teil neues Leben war optisch noch ein kugelrunder Bauch.
Drei Tage später sollte sich das sehr schnell ändern. Während Peter draußen im Stall die acht Hühner und vier Kaninchen, die neben einem Hund und einer Katze nun zum Haushalt gehörten, fütterte, waren seine Damen mit der Vorbereitung des Frühstücks beschäftigt. Ina, die es liebte, ihrer Mutter beim Tischdecken zu helfen, passierte an diesem Morgen ein kleines Malheur. Teller für Teller und Tasse für Tasse hiefte

sie in die Höhe, wobei sie sich etwas strecken musste, denn ihre Augen reichten gerade mal so über die Tischkante . Es passierte beim letzten Teller. Dort, wo Ina ihn hinstellen wollte, stand schon einer. Die Teller schoben sich nicht ineinander, sondern verkanteten. Der obere rutschte ab und fiel auf den Küchenboden.
Gina bekam einen gewaltigen Schreck. Besorgt um Klein Ina bückte sie sich abrupt zu ihr hinunter. Dabei fuhr ihr ein Schmerz durch den Rücken, der sie in die Knie zwang. Ina, die über ihr Missgeschick und die Ausmaße ebenfalls erschrocken war, fing so laut an zu schreien, dass Peter es bis draußen hörte. Inas Schreie gingen ihm durch Mark und Bein und er hatte sofort das Gefühl, das dort etwas Ungewöhnliches geschehen sein muss. Er rannte ins Haus und sah dort seine Mädels am Boden. Ein Schreck in der Morgenstunde – so weit konnte er in dem Moment zwar nicht denken, aber er handelte sofort. Erst hiefte er seine stöhnende Frau hoch, die sich auf einen daneben stehenden Stuhl plumpsen ließ. Dann versuchte er Ina zu beruhigen, die noch immer in Molltönen schmetterte. „Einen Teller können wir ersetzten, du kleines Mäuschen, aber wenn du dich in den Scherben verletzt hättest, wäre das sehr viel schlimmer. Gut, dass dir nichts passiert ist und nun wird nicht mehr geweint – schau, draußen kommt die Sonne hervor!“ Peters Worte beruhigten das kleine Wesen. Indes vernahm er ganz andere Töne.
Gina krümmte sich auf ihrem Stuhl vor und zurück und sie versuchte dabei ihr Ohh-Ahh-Stöhnen so gut sie konnte zu unterdrücken, weil sie ihr Töchterchen damit nicht beunruhigen wollte.

Dem werdenden Vater wurde kalt und heiß. „Gina, du solltest einen Kaffee trinken, das hilft! Soll ich gleich zur Poststelle gehen und Frau Rohde Bescheid sagen, dass sie den Krankenwagen anruft, oder wollen wir noch frühstücken?“

Peter wurde immer unruhiger, aber Gina beruhigte ihn: „Wir frühstücken erst einmal und dann sehen wir weiter, im Moment scheint es sich zu beruhigen." „Gut, gut, mein Schatz – bleib ruhig sitzen und versuche, richtig ein- und auszuatmen. Es ist zwar sch ... kalt draußen, aber für einen kurzen Moment kann ich das Fenster öffnen. Dann atme tief durch. Ruhig und besonnen stellte Peter das Frühstück auf den Tisch und versorgte seine Mädels mit frischen Schrippen, die er in der Frühe vom Bäcker geholt hatte – damals gab es noch in jedem Dorf einen Bäcker wie auch andere wichtige Versorgungseinrichtungen. Inachen stand noch immer der Schreck im Gesicht geschrieben. Ganz zu schweigen von Gina. Blass und mit Schweiß auf der Stirn, eine Hand in die Hüfte gestützt, versuchte sie ruhig zu atmen, so wie sie es mit vielen anderen werdenden Müttern in der Schwangerenberatung geübt hatte. Das Gesundheitswesen bot zur damaligen Zeit allen Schwangeren eine allumfassend gute Betreuung. Vom Beginn der Schwangerschaft bis zur Geburt wurden die Frauen regelmäßig untersucht, beraten und versorgt.

„Peter, du solltest meine Krankenhaustasche, sie ist mit allem bestückt, was ich mitbringen muss, bereit stellen. Ich glaube, wir werden heute noch Eltern.", sprach Gina und ihr Wunsch war dem zum ersten Mal werdenden Vater sofort Gesetz. Er sprang auf, rannte los und stellte die Tasche in den Flur.
Klein Ina brachte er nach dem Frühstück zu ihrer Oma. In der Poststelle hatte er nach dem Krankenwagen telefoniert. Nach einer knappen Stunde waren sie mit dem Krankenwagen auf dem Weg ins Kreiskrankenhaus. Inzwischen hatten die Wehen Gina fest im Griff – sie lag in Peters Armen und er betupfte ihre Stirn mit einem kalten Lappen. In den Kreißsaal durfte er nicht mit hinein. Im Gegensatz zu heute, war es unverständlicher Weise, streng verboten.

Da stand er nun, vor der Kreißsaaltür. Kaum, dass er sich von Gina verabschieden konnte, nahm man ihm die Tasche ab – peng, die Tür war zu. Dabei wollte er noch fragen, wie wann und wohin er telefonische Auskunft erhalten könne. Die beißende Krankenhausluft, die nach Bohnerwachs, Desinfektionsmitteln in hohen Dosen und nach Garküche roch, kroch nicht nur in seine Nase, nein, sie machte sich auch auf seiner Kleidung breit. Peters Kopf schien plötzlich leer. Er benötigte einen sehr langen Moment, um sich zu sammeln. Zum Glück konnte er eine Stuhlreihe in dem langen grauen Krankenhausflur ausmachen. Darauf kam er erst einmal nieder. Auf einem durchgesessenen wackeligen Sitzelement versuchte er klare Gedanken zu fassen. Er hasste Krankenhäuser. Zu schlimme Erinnerungen hatte er daran. Ziemlich ein halbes Jahr lang war er täglich zu Liesel gefahren und hatte gehofft und gehofft. Aber er musste es zulassen, das ihm das Liebste genommen wurde. Leben ward ihm genommen - nun sollte ihm neues Leben geschenkt werden. In seinen wirren Gedanken ward ihm plötzlich, als hörte er Liesel sagen: „Nimm es wie es ist, Peter, sei nicht traurig, ich freue mich für dich – das Leben wollte es so – freue auch du dich jetzt und schau nach vorn - das Leben geht weiter – wir sehen uns wieder in der Unendlichkeit – ich warte auf dich!"

Ihm ward, als wäre er von jemandem wach gerüttelt und durchgeschüttelt worden und plötzlich konnte er wieder klar denken.
„Ja, wunderbar, ich werde Vater!" Hätte er am liebsten laut durch den Krankenhausflur gerufen und dazu so laut an die Kreißsaaltür getrommelt, dass Gina ihn erhört und verstanden hätte. Aber seine innere Stimme hatte ihn zum Glück davor bewahrt. Die innere Stimme jauchzte vergnügt noch in sich hinein und rüttelte den ganzen „schwarzen Peter" wach. Welch Wunder - jetzt fühlte er sich munter, stark und lebendig. Und so lebendig schwebte

er zum Krankenhausaufnahmeschalter, um dort die nötigen Auskünfte für sein weiteres Verhalten in punkto seines baldigen Vaterseins abzufordern.
Eine freundliche Dame mittleren Alters, erkannte die Situation. Sogleich nahm sie den Telefonhörer und wählte die Nummer des Kreißsaals. Ihre Mimik verhiess Erfreuliches. Und so bekam er die Auskunft, dass er nicht mehr allzu lange warten müsse – die Fruchtblase sei bereits geplatzt, die Geburt nehme einen normalen Verlauf. Ein Strahlen überzog Peters Gesicht. Die freundliche Dame wurde noch freundlicher und strahlte mit ihm um die Wette. „Ich kenne Sie irgendwoher, junger Mann!" Auskunft hier, ein Wort da, eine Nachdenklichkeit und eine weitere Recherche brachte die Antwort: Frau „Freundlich" war eine ehemalige Kollegin von Liesel. Die heiße Spur ging zurück bis zu einem Betriebsfest Anfang 1969, das er gemeinsam mit Liesel besucht hatte. Ach du lieber Schreck, ein Schreck, der saß – der war jetzt nicht erwünscht – der musste deshalb schnellstens abgewehrt werden. „Ich glaube, ich muss mal wohin! Wo sind Ihre Örtlichkeiten, gute Frau?" Die Antwort nahm er nur noch halb während seines Rückzuges wahr, fand aber den Ort seines Begehrens recht schnell.

Erleichtert suchte Peter den Speiseraum der Kantine auf. Dort fand er ein lauschiges Plätzchen, das er als gut geeignet für das Warten auf die kommenden Lebensveränderungen einschätzte. Nach der Auskunft aus dem Kreißsaal, hatte er sich entschlossen, jetzt nicht nach Hause zu fahren.

Nur zwei Stunden hatte er warten müssen, bis die Nachricht über die Geburt seines Sohnes kam. Der überglückliche Vater wollte, wie konnte es anders sein, Mutter und Kind in die Arme nehmen. Weit gefehlt. Nicht einmal die Mutter durfte ihr Neugeborenes gleich nach der Geburt in Augenschein nehmen. Die damalige Verfahrensweise ließ das nicht zu.

Dem Kind wurden löblicher Weise gleich nach der Geburt alle notwendigen Untersuchungen und Anwendungen zuteil, auch die Mutter wurde medizinisch gut versorgt, aber bis zum ersten Anlegen an die Brust, was mitunter einige Stunden nach der Geburt dauern konnte, musste sie sich in Geduld üben. Lediglich hatte sie erfahren dürfen, welchen Geschlechts ihr Baby, wie groß und wie schwer es ist. Das war schon mal etwas, aber für eine frisch gebackene Mutter war es eine nervenaufreibende Anspannung, bis sie ihr Neugeborenes endlich in die Arme nehmen durfte. Und wenn es dann endlich da war, nutzte sie jede Minute, um es zu beschnuppern, zu liebkosen, die Ähnlichkeiten heraus zu filtern, die Finger und Zehen zu zählen …
Nach dem Stillen wurde es wieder abgeholt und bis zum nächsten Stillen ins Säuglingszimmer gebracht. Wie traurig und allein gelassen so manche junge Mutter war, schien niemanden zu interessieren. Es war nun mal das übliche Prozedere und basta. Das alles ist auch mir widerfahren. Als angenehm habe ich es wirklich nicht empfunden und ich kann mich nicht erinnern, dass es Mütter gab, die sich dem widersetzt haben. Wie gut das doch heutzutage für die jungen Mütter geregelt ist – sie kennen nichts anderes – und es ist gut so!

„Sie dürfen morgen zur Besuchszeit von 15.00 bis 17.00 Uhr kommen und dann können Sie ihr Kind sehen!" Verdutzt sah Peter in das Gesicht der weiß bekittelten Hebamme, die so schnell, wie sie gekommen war, auch wieder verschwand. Die Geburtenrate war hoch und alle hatten sehr viel zu tun. Ihr weißer Kittel, der ihr nachzulaufen schien oder als Abschiedswinken verstanden werden sollte, war das letzte Zeichen der korpulent resoluten Hebamme. Dass man sich derartige Reglementierung heraus nahm, wollte und konnte Peter nicht verstehen. Wütend darüber räumte er das Feld. Frau „Freundlich", die ihm noch nette Wünschworte hinterher rief, bekam schon gar nicht derartige zurück. Nicht einmal ein Aufwiedersehen, obwohl sie nichts dafür konnte und es ihr selbst schon so ergangen war, wie jetzt seiner Gina. Weil aber nun doch die Freude über seinen Sohn überwog, war das alles schnell vergessen. Ein Verlangen, so schnell als möglich nach Hause zurück zu fahren, um die freudige Nachricht zu verkünden, trieb ihn zum Busbahnhof. Die misslichen Erlebnisse waren schnell vergessen – eine Glückswelle schien sich zu öffnen, denn ein Bus in Richtung Seedorf stand abfahrbereit und schien nur noch auf ihn zu warten. Wartende fand er auch zu Hause vor. Mama und Ina platzten vor Neugier, ob des Babys. Sie konnten nicht ahnen, dass es relativ schnell ging und der Stammhalter bereits das Licht der Welt erblickt hatte. Die Freude war bei allen immens. Inachen unternahm einen Freudentanz um Mamas Küchentisch, mit ihrer Babypuppe im Arm, die jetzt ihr Brüderchen war. „Mein Püppchen soll so heißen wie mein Bruder! Wie heißt er denn, Papa?“ Inas Frage konnte Peter noch nicht beantworten. Gina und er hatten zwar einen Mädchen- wie auch einen Jungennahmen ausgesucht, aber er wollte dem nicht vorgreifen und so vertröstete er Klein Ina auf den nächsten Tag.

An dem fuhren die Drei mit der „Familienkutsche“ ins Kreiskrankenhaus. Gina hatte ihren Sohn den Namen Tom gegeben, so wie sie und Peter es gemeinsam ausgedacht hatten. Den Kleinen bekamen sie aber nur durch eine Glasscheibe im Säuglingszimmer zu Gesicht, mehr war nicht erlaubt. Gern hätten sie das kleine Glück ein wenig geherzt. Aber zu ihrer Freude schenkte Tom seiner Familie ein Babylächeln, als wollte er sie damit trösten. Und die Wirkung war entsprechend: Es berührte ihr Herz so, dass Papa und Oma ein Taschentuch zu den Augen führen mussten. Klein Ina klebte an der Glasscheibe und konnte es ganz und gar nicht verstehen, dass sie ihr Brüderchen nicht anfassen durfte.

Weil alles planmäßig verlief: Tom gut trank, zugenommen und Gina alles ohne Komplikationen überstanden hatte, wurden beide nach sieben Tagen nach Hause entlassen.

Fortan war es im Hause Schmied etwas lebhafter geworden. Aber Tom war ein ein pflegeleichtes Baby, das seinen Eltern viel Freude bereitete. Nur wenn er Hunger hatte, kündigte er es mit lautem ausdauernden Schreien an und schon recht früh schlief er nachts durch. Die Bewohner des ganzen Dorfes freuten sich mit den stolzen Eltern und brachten es mit besten Wünschen in Worten und Geschenken zum Ausdruck. Dass der Kleine dem Vater „wie aus dem Gesicht geschnitten" war, entsprach einer unverrückbaren Tatsache. Aber nicht nur optisch bildeten sie eine Symbiose, Charakter und Mentalität waren ebenbürtig, das wurde von Monat zu Monat immer deutlicher. In Toms Erbgut tummelten sich Gene, die seiner Herkunft nicht abstrittig gemacht werden konnten.

Der junge Vater war zum Platzen stolz. Leider gab es hin und wieder Momente, in dem ihm die Wehmut packte, er an Liesels Kinderwunsch unweigerlich denken musste Wie oft sie von einer eigenen Familie geträumt hatte. Ja, sie sich gemeinsam das erdacht hatten, was er jetzt leben konnte. Immer wenn ihn diese Wehmut packte, wurde sein Herz zum Zerreißen schwer. Aber weil er gelernt hatte eine gewisse Selbstbeherrschung in solchen Momenten aufzurufen, tangierten ihn diese Momente nicht mehr mit geballter Messers Schärfe. Ihm wurde immer wieder bewusst, dass er sich glücklich schätzen konnte, weil er alles hatte, was eine gute, intakte, glückliche Familie ausmachte: Er hatte eine Arbeit, die er gern tat, eine liebe Frau, ein entzückendes Töchterlein, ein süßes, Baby, ein Auto, ein Häuschen. Das war mehr, als vielen anderen Menschen zu dieser Zeit zur

Verfügung stand. Und dennoch konnte er nicht aus seiner Haut, konnte er Gedanken an Liesel in manchen Momenten nicht so einfach weg schieben. Peters Hoffnung lag darin, dass irgendwann die Zeit alle Wunden heilen wird. So hatte er es jedenfalls oft von älteren Leuten gehört. Seine Hoffnung schien insofern berechtigt, weil erst zwei Jahre seit Liesels Tod vergangen waren.

„Neues Jahr – neues Glück!“ Auf dieses Sprichwort greifen Glücksucher und Co. gern zurück, die sich vom neuen Jahr Besseres versprechen. Auch Peter blickte mit Beginn des Jahres 1973 voller Zuversicht in die Zukunft. Der Familie ging es gut. Sie hatte sich inzwischen sogar wieder vergrößert. Vater Paul, der das Alleinsein endgültig satt hatte, war schon vor dem Weihnachtsfest, wie abgemacht probehalber nach Seedorf ins Puppenhaus zu seinen Kindern und Enkelkindern gekommen. Die Entscheidung war ihm sehr schwer gefallen, kannte er doch bis auf Ginas Mutter keinen Menschen im Ort. In Raschdorf sah das durchaus anders aus. Da kannte jeder jeden und man wusste größten Teils über die Familiengeschichten Bescheid. „Einen alten Baum verpflanzt man nicht!“ Ein geflügeltes Sprichwort, das Frau Nachbarin Schulz sich zum Abschied nicht hatte verkneifen können. So ward Paul der Abschied in Raschdorf nicht leicht gemacht. Aber mit dem Versprechen, dass sie jederzeit nach den Rechten schauen würde, konnte sie bei ihm wieder punkten. Und Paul konnte versprechen, dass auch er von Zeit zu Zeit vorbei schauen würde. Er zählte dabei auf Peter, der ihn mit seinem fahrbaren Untersatz dabei nicht im Stich lassen würde und die Trennung, die nur zwei Dörfer ausmachte insofern leicht überwindbar erscheinen ließ. Schließlich müsse er hin und wieder auch nach dem Häuschen und dem Garten schauen. Einen Teil des Gartens hatte er Frau Schulz für den Auslauf ihrer Hühner zur Verfügung gestellt.

Pauls Zimmer war warm und gemütlich. Einige Möbel, wie seinen Lieblingssessel hatte er mitbringen können. So fühlte er sich halbwegs wie zu Hause, das ließ er hin und wieder Ginas Mama wissen.
Aber weil er in Haus und Hof einige Aufgaben erledigen durfte, war sein Tag nicht nur mit „Herumsitzen“ ausgefüllt. Dafür war er nicht geeignet, denn in seinem Haus in Raschdorf war er auf sich allein angewiesen und wusste, wie das Tageslos auszusehen hatte. Paul war für die Wärme im Haus verantwortlich. Er sorgte dafür, dass der Ofen der Zentralheizung nie ausging. Auf einen großen Holzvorrat konnte er dabei zurückgreifen – Peter hatte dafür reichlich vorgesorgt.
Wie einfach und schön erschien ihm die Beschickung nur eines Ofens, der für Wärme im gesamten Haus sorgte. Ein Fortschritt von besonderem Wert. In seinem Haus waren immer mehrere Öfen zu befeuern und in den Fluren und im Treppenhaus war es dennoch kalt.

Wenn Gina morgens die Kinder versorgen musste, war das Haus bereits warm und es standen schon frische Brötchen auf dem Tisch. In dieser Hinsicht war der alte Herr eine große Hilfe. Im Gegenzug wurde er mit Kost und Logis gut versorgt. Es war ein gegenseitiges Geben und Nehmen – alles schien im Einklang zu stehen. Aber Paul machte sehr oft einen bedrückten, in sich gekehrten Eindruck. Auf eine Nachfrage zu seinem Befinden gab er immer ein „Prima – alles gut!“ zum Besten.

Das Frühjahr kam und mit ihm ein Aufatmen in allen Lebenslagen. Die Winterschwermut fiel von allen ab. Paul unternahm jetzt oft einen Ausflug ins Dorf. Er hatte beim Gang zum Bäcker hier und da ein Schwätzchen mit Gleichgesinnten gehalten und dehnte diese nun etwas aus, denn jeder hatte eine Bank vor der Tür stehen - ein solventes Kommunikationsmittel.

Gina konnte endlich wieder die Windeln draußen trocknen und auch die Kinder durften länger die frische Luft genießen. Baby Tom lag nun oft in seinem Kinderwagen unter dem großen Nussbaum im Hof. Die Bewegungen der Blätter schienen auf ihn eine äußerst beruhigende Wirkung zu haben, so dass er meistens dabei einschlief.

Der 1. Mai, der Kampf- und Feiertag der Arbeiterklasse war im ganzen Land ein bedeutender Feiertag.
In vielen Orten begannen die Feierlichkeiten bereits am Vorabend mit dem beliebten Tanz in den Mai. Am 1. Mai trafen sich die Menschen in Stadt und Land zu Demonstrationen mit Fahnen und Transparenten. In Dienstkleidungen und mit vorzeigewürdigen Exponaten demonstrierten sie Stärke und Friedenswillen für Volk und Vaterland.
Überall gab es ein buntes Treiben. So auch auf dem Festplatz in Seedorf. Losbuden, Schießbuden, Kinderbelustigungen, Trinkbuden und Fressbuden gehörten standardmäßig zu jeder Feier. Es gab aber auch viele sportliche Betätigungen wie Fußballspiele, Sackhüpfen, Eierlaufen ... Die Feuerwehr des Ortes demonstrierte ihr Können in zahlreichen Übungen, in denen sie ganz besonders Kinder und Jugendliche einbezog. Ein Höhepunkt war auch das Maibaumklettern. Ein Spektakel, an dem alle interessiert waren. Eine große Zuschauermenge feuerte die Mutigen an, das Ziel nach oben zu erreichen. Meistens schafften das nicht allzu viele. Die Hürde war absichtlich sehr hoch gewählt. Wer es aber schaffte, die Maikrone zu berühren, wurde mit annehmbaren Präsenten bedacht. Die verliebten Jungs nutzten das Vergnügen vordergründig, der Angebeteten ihre Stärke und Mut zu beweisen und nicht zuletzt mit den Errungenschaften Eindruck zu schinden. Von Ort zu Ort waren die Wettkämpfe um die Maikrone verschiedener Art, aber das Highlight im Besonderen – eben ein großes Volksfest. Eine Mischung aus politischer Bekundung und großer Unterhaltung.

Mitten im Getümmel befand sich mit Mann und Maus Familie Schmied. „Das Kind in der Wiege" – hier im Kinderwagen, wurde von der ganzen Dorfbevölkerung beäugt. „Ganz der Papa" war das überwiegende Urteil der Masse. Vater Paul wurde als neuer Dorfbewohner überall begrüßt. Er ließ es über sich ergehen und zeigte sich beeindruckt. Das mulmige Gefühl in seiner Magengegend konnte niemand sehen. Es war ein Ausdruck: Er war noch nicht angekommen. Und ehe seine Familie es bemerkte hatte, war er abhanden gekommen. Die große Menschenansammlung war ihm zu viel geworden und von daher zog er es vor, den Rückzug anzutreten und war nach Hause zurückgekehrt, um auf einer Bank im Garten hinter dem Haus ein Nickerchen zu nehmen. Dass er damit alle seine Kinder in eine Bredouille gebracht hatte, war ihm nicht bewusst geworden, denn auch Ingrid, die mit ihrer Familie zu dem Fest gekommen war, wurde einbezogen.
Paul verstand die Aufregung seiner Kinder nicht. „Es ist doch nichts Schlimmes passiert", gab er zum Besten. Dass Papa Paul am Anfang einer Altersdemenz stand, war noch niemandem aufgefallen.

Für den Abend des Ersten Mai hatte Mama die Obhut über ganz jung und alt übernommen. Gina und Peter waren mit Jochen, Katrin und Freunden zum Maientanz verabredet. Das tat ihnen nach langer Zeit sehr wohl und sie hatten es mehr als genossen. Es gab nicht viele Feste, aber die anberaumten, waren dem entsprechend gut besucht. Man traf sich nicht nur um zu Tanzen. Die Gemeinsamkeit wurde gepflegt, man tauschte sich aus, trank ein Gläschen oder mehr – war einfach in guter Stimmung.
Das waren auch Gina und Peter auf ihrem Heimweg. Glücklich und fest umschlungen, wie frisch Verliebte ließen sie die fröhlichen Stunden noch einmal an sich vorüber ziehen. Bei dieser Auswertung tratschten sie auch schon mal über den einen oder anderen Dorfbewohner, der zu viel getrunken

hatte, auffällig oft mit einem anderen Partner tanzte, nicht die passende Kleidung trug ... Es war keine Überbewertung, einfach nur lustig, und ein wenig Stoff zum Kichern und Spaß haben. Unter jeder Straßenlaterne blieben sie kussversunken stehen. Langsam ohne Eile schlenderten sie in den neuen Tag hinein, der sich am Horizont bereits ankündigte.

Der neue Tag brachte Aufregung.
Wie gewöhnlich war Paul zum Mittagsschlaf in sein Zimmer gegangen und wie gewöhnlich stellte er sich gegen 16.00 Uhr zur Kaffeezeit wieder ein. An diesem Tag war alles anders. Gina war zwar etwas verwundert, dass er noch nicht aufgetaucht war, wähnte ihn aber noch schlafend und schob es auf den turbulenten vorangegangenen Tag. Als Peter abends von der Arbeit nach Hause gekommen war, gehörte seine Aufmerksamkeit zunächst den kleinen Mäuschen, die den Papa täglich heiß erwarteten. „Wo ist denn euer Opa heute?", fragte Peter in scherzhaftem Ton klein Ina und kitzelte ihr Bäuchlein dabei. Das war eine Frage, die etwas losgetreten hatte. Plötzlich wurden alle aufmerksam. Gina rannte in Pauls Zimmer. Ein „Oohh – nein, oohh - nein", drang an Peters Ohr, der beunruhigt ins Zimmer stürmte. Dass das sehr merk- und ungewöhnlich war, darüber waren sich beide sofort einig und begannen sogleich eine Suche im Haus, Hof und Garten, die sich als erfolglos erwies. Peter forderte Gina auf: „Bleib bei den Kindern, ich werde die Nachbarn befragen und gegebenenfalls bei Mama vorbei schauen. Du weißt doch, ihr guter Kuchen hat ihn schon so manches Mal gelockt." „Ja, aber dann hat er Bescheid gegeben", war Ginas Meinung. „Hast recht, sehr ungewöhnlich und so gar nicht seine Art. Aber in letzter Zeit war er sehr in sich gekehrt, sehr nachdenklich. Er hat doch hier alles, ich kann das gar nicht verstehen – gut, ich will keine Zeit verschwenden und werde dann mal losfahren, mein Schatz!"

Peter holte sein Fahrrad aus dem Fahrradschuppen und machte sich auf den Weg zu den Nachbarn und in den Ort. Nach einer halben Stunde kam er ergebnislos zurück. „Ich habe sogar in der Poststelle bei Frau Rohde mit Ingrid telefoniert. War so eine Idee von mir, dass er eventuell mit dem Fahrrad zu ihr gefahren ist. Die fünf Kilometer sind ihm noch zuzumuten. Obwohl: ist auch ein Irrglaube, denn das hat er noch nie gemacht. Ingrid und Herrmann sind auch beunruhigt. Sie müssen jeden Moment eintreffen, dann werden wir gemeinsam überlegen, wie wir weiter vorgehen."

Peter bemühte sich ruhig zu werden, sein Adrenalinspiegel war auf dem Höhepunkt – er musste an die frische Luft. Vor dem Haus wartete er mit Anspannung, die er in keiner Weise unterdrücken konnte auf das Eintreffen von Schwester und Schwager. Mit ihnen stieg auch die Angst und die Sorge aus dem Auto. Mit zittriger Stimme erkundigte sich Ingrid nach den bisher erfolgten Maßnahmen. Peter wusste nicht, was er noch hätte unternehmen sollen, denn er hatte bereits das gesamte Grundstück mit Haus, Hof und Garten abgesucht. „Wir suchen noch einmal alles genau ab - ich die Nebengebäude, Ingrid und Gina, ihr seht noch einmal im Haus, Keller und auf dem Boden nach und Peter, schau noch einmal im Garten, an den Hecken und dem Nachbargrundstück entlang!", schlug Ingrids Mann vor.

Er war es dann auch, der Paul in einem Zustand fand, den er den anderen ganz und gar nicht zugemutet hätte. Selbst für ihn war es ein Graus. Sein Schwiegervater hing bereits längere Zeit, das konnte er erkennen, an einem dicken Strick, hinter einem Holzstapel in einer Ecke des Fahrradschuppens. Peter hatte ihn dort nicht sehen können, als er sein Fahrrad noch vor kurzem dort heraus geholt hatte.

Was dann folgte, glich einer Familientragödie von emotionalem Ausmaß. Alle waren wie vor den Kopf geschlagen, ehe sie realisieren konnten, was wirklich passiert war und bis die Trauer, bis Tränen, Klagerufe und ein Aufrütteln in den Körpern einsetzen konnten. Gina mühte sich, Klein Ina davon fern zu halten. Sie war froh, dass Tom noch zu klein davon nicht direkt tangiert wurde. Nur an ihrem Milchfluss, denn sie stillte den Kleinen noch, musste er eine Veränderung wahrgenommen haben. Scheinbar hatte der Schreck diese Veränderung in ihrem Körper hervorgerufen und so begann die Zeit des Milasan-Fläschchens. Damit zählte Baby Tom momentan wohl als einziger im Hause, der glücklich und zufrieden war.

Niemand konnte und wollte es begreifen: Plötzlich war da ein toter Vater, Opa und Schwiegervater ... Ein lieber Mensch hatte sich so einfach davongestohlen. Ob er vorher darüber nachgedacht hatte, welche Hürden sich für seine Lieben damit auftaten, welch ein tiefes Loch er damit eingerisschen hatte ...? Fragen über Fragen und die Unfassbarkeit bis ins Endlose ließ alle erschüttern..
Dann setzte das Prozedere ein: Notarzt, der nur noch den Tod feststellen konnte, die Kriminalpolizei, die den Tathergang bis ins Kleinste untersuchte, um auszuschließen, dass eine Fremdeinwirkung stattgefunden hatte, die immensen Behördengänge, ... Und nicht zuletzt die Nachricht, die in Windeseile das letzte Ohr im Ort und darüber hinaus erreichte ...

Für alle Familienmitglieder war es ein Stich ins Herz. Für Peter in dreifacher Hinsicht nach dem tragischen Verlust seiner geliebten Liesel und seiner lieben Mutter. Er hatte nun endgültig das Gefühl den Boden unter den Füßen zu verlieren. „Schlimmer geht es nicht und was sollte nun noch geschehen? Warum ist das Schicksal mit mir so hart?“ Fragen, die er vergessen, ja beiseite geschoben hatte, taten sich wieder auf. Sie waren Gift für sein angeschlagenes Herz. Und dabei hatte er sich auf einem guten Weg in ein herzgesünderes Leben gewähnt, weil jetzt endlich alles in geordneten Bahnen verlief. Der Familie ging es gut und Paul doch eigentlich auch. Warum hatte er nichts gesagt? Er hatte keine Klagen geführt und außerdem hätte er jederzeit zurück gehen können. Peters Gedanken schlugen Purzelbäume. Er hatte das Gefühl, sein Kopf würde zerspringen.

Der gesamte Familienrat war im Hof des Puppenhauses um den großen Gartentisch versammelt, um die notwendigen Maßnahmen für die nächsten Tage in Hinsicht auf die Trauerfeier zu besprechen. Gina bewirtete sie mit Kaffee und stellte auch Kuchen auf den Tisch. Ihr sonst so beliebter Kuchen wurde an diesem Tag nicht angerührt.
Gerade erst gestern hatten sie gemeinsam hier gesessen und sind mit freundlichen und glücklichen Minen und guten Wünschen auseinander gegangen. „So schnell kann sich ein Blatt drehen!“, meinte Herrmann und nun müsse man mit den Gegebenheiten fertig werden, ob man wolle oder nicht. „Das Leben geht weiter!“

Ein zu blöder Spruch, stellte Peter für sich fest. In den vergangenen Jahren hatte er den öfter hören müssen, als ihm lieb war. Das ist alles gut und einfach gesagt. Andererseits war er seinem Schwager für sein rührseliges Handeln dankbar. Denn er, Peter litt unter einer gewaltigen Schockstarre, die ihn bewegungs- und handlungsunfähig gemacht hatte.

Ihm war es nur zu recht, dass Ingrid und Schwager Herrmann dann alle weiteren organisatorischen Dinge übernahmen, sich bis ins kleinste Detail um alles kümmerten.
Der Tag der Trauerfeier und Beisetzung war dann für alle noch einmal ein Erinnern an die schönen Tage mit dem von ihnen Gegangenen. Sein Leben wurde mit allen Facetten noch einmal ins freundlich helle Licht gerückt – bevor man es ganz langsam löschte. Am Ende des Tages stand da das Wort ERINNERUNG und sie sollte niemals enden. Alle wünschten sich für Paul, dass er nun mit seiner Rosel wieder vereint sein würde.

Den Verlust eines lieben Menschen, ihrem Opa, spürten auch die Kinder. Ina im Besonderen, denn oft hatten sie gemeinsam hinterm Haus, an Wegesrändern selbst im eigenen Garten Löwenzahn für die Häschen gerupft. „Mit Kind und Kegel" - das Grün ins Einkaufsnetz des Kinderwagens gestopft, einen Rucksack auf Pauls Rücken und ein Körbchen an Inas Arm, kamen sie von ihren Organisationstouren voll beladen und fröhlich zurück. Das konnte auch Tom bereits wahr nehmen. Für ihn gab es dabei immer viel zu sehen, wenn sie zu dritt auf Tour gingen. Nachbarn und Bekannte, die sie trafen, benickten das immer freundlich und wohlwollend. „Ja, ja, so ein Opa ist für kleine Kinder doch etwas Unverzichtbares", lobten sie dann das amüsante Bild, das die drei darboten.

Von Zeit zu Zeit hatte nun Peter dieses Ritual übernehmen müssen. Besonders, wenn Klein Ina quängelte, dass sie mit Opa ins „Grün" wollte. So richtig hatte sie es noch nicht realisiert, dass er nun im Himmel ist und nicht mit ihr gehen konnte. Peter wollte und konnte die Kleine nicht enttäuscht sehen. Ihm taten diese Ausgänge mit den Kindern aber auch sehr gut, hatte er festgestellt und so versuchte er es so oft wie möglich einzurichten. Und dann war er froh, dass es Sommer war, dass er draußen an der frischen Luft sein konnte, wo die Schwermütigkeit von ihm schneller abfiel, als wäre es in dieser Situation Winter gewesen. Das wollte er sich in solchen Momenten gar nicht erst vorstellen. Wie hätte er das packen sollen, hatte er sich immer wieder gefragt - so ein Schicksalsschlag mit Winterdepression gepaart. Nein, das hätte alles noch viel, viel schlimmer gemacht. Er kannte das nur zu gut - hatte es im Februar 1970 erleben müssen, als seine Liesel ihn verlassen hatte. Das schwarze Loch in das er damals gefallen war – es war tief, es war unvorstellbar tief.

Dem Sommer war es geschuldet, dass der Verlustschmerz nicht überdimensional groß wurde. Es war ein schöner Sommer, der die Familie noch enger zusammen rücken ließ. Ingrids Familie kam häufig nach Seedorf rüber, denn in ihrem Ort gab es keinen Badesee. Gemeinsam picknickte man dann am Wasser, unternahm Spaziergänge oder saß einfach zu Gesprächen im Garten zusammen.

An einem schönen warmen Sonntag lud Peter seine Lieben in die Familienkutsche und stattete unseren Eltern in Groß-Walldorf einen Besuch ab. Es war ein Überraschungsbesuch, der seine Wirkung nicht verfehlte. Mutti und Vati empfingen gern Besuch, und es war keine Seltenheit, dass sich am Wochenende mal der eine oder andere sehen lies. Manchmal waren es Verwandte aus dem Ort, die Nachbarn oder Arbeitskollegen. Mutti war immer für Besuch gerüstet und hatte auch für dieses Wochenende einen Kuchen parat. Die Freude, dass Peter seine Familie vorstellte, war riesengroß. Waren sie es doch, die ihm dazu geraten hatten, das Leben nicht aufzugeben und sie hatten ihm versichert, dass er eine liebe Frau finden würde, wenn er sich nur darum bemühte.

„Ganz der Papa“- damit hatte sie tatsächlich Recht. Der Kleine war seinem Vater wirklich wie aus dem Gesicht geschnitten. Muttis Freude über Klein Tom war herzlich

und glaubwürdig. Ohne lange zu fragen, war der Kleine auf ihrem Arm. Mit Kindern kannte sie sich aus. Als vierfache Mutter und inzwischen dreifache Großmutter waren ihre Erfahrungen mit Kindern groß genug, so dass Gina keine Ängste um ihren Kleinen haben musste.
Ina war sofort in die zwei kleinen Katzen verliebt, die neugierig den Besuch beäugten, sich aber nur zögerlich aus ihrem Stall heraus trauten und wenn sie sich mal etwas genähert hatten, wollte sie die niedlichen Kätzchen natürlich gleich streicheln, was ihr aber nicht gelang und jedes Mal mit einer Schreitirade endete. Vati, der das nicht mit ansehen konnte, fing eines für sie ein. Mit einem kleinen Kätzchen auf dem Arm – Vati selbst war ein großer Katzenliebhaber - machte er sie wieder fröhlich und Ina wurde des Streichelns nicht müde. Und weil sie gern ein so kuschliges Streichelobjekt haben wollte, durfte sie das Kätzchen sogar mit nach Hause nehmen.
Die Freude hätte größer nicht sein können und sie wurde mit einem Namen gekrönt. Die Krönungsfeier fand beim Abendessen statt – alle durften sich Namen ausdenken und dann wurde gemeinsam abgestimmt. Die Auswahl fiel auf „Fräulein Minka“ Ina fand das sehr lustig. Am liebsten hätte sie Fräulein Minka mit in ihr Bettchen genommen. Das ging den Eltern dann aber doch zu weit. „Ihr Körbchen wird hier in der Küche am Ofen sein. Und wenn du morgens aufstehst darfst du sie gleich füttern, du kleine Katzenmama!“ So sprach die Inamama zu ihr, und das fand die Kleine äußerst amüsant. Das Wort „Katzenmama“ nahm sie mit in ihre Träume und in der Hoffnung, dass die Nacht schnell vorüber ging, weil sie es nicht erwarten konnte, ihr Kätzchen zu füttern, schlief sie schneller ein als sonst.

Peter und Gina ließen diesen warmen Sommerabend, der dabei war, sich mit einer rot untergehenden Sonne zu verabschieden, draußen ausklingen. Es tat ihnen mal wieder gut, nur sich beide zu haben, über den vergangenen und den nächsten Tag zu reden und einfach nur in den Abendhimmel zu schauen. Leicht sentimental bemerkte Peter: „Wie schön, dass die Kleinen noch so unbedarft ins Leben sehen können. So aufwachsen!"

Die schönen Ereignisse des Tages, waren es ihnen wert noch einmal alles Revue passieren zu lassen. Nur „Gott" hatte hier nichts verloren. Dem hatte Peter schon lange abgeschworen. Wie kam er jetzt darauf? Den Glaube an ihn hatte er in den letzten drei Jahren gänzlich aufgegeben. Aber das wollte er jetzt nicht mit Gina besprechen, dazu war der Abend zu schön. Aber in einer Erzählpause, wenn beide träumerisch in den Abendhimmel sahen, kamen solche Gedanken wie aus dem Nichts daher. Er simulierte: Kommt es wirklich so aus dem Nichts? Nein, so von ungefähr käme das auch wieder nicht. Das kommt aus dem Unterbewusstsein, wo man mal ein Tabula-rasa machen müsste. Man müsste alles rausschmeißen, was einen unnötig belastet. Wenn das nur so einfach wäre ... „Nein, das führt jetzt auch wieder zu nichts – was für blöde Gedanken, die fressen mich noch mal auf." Peter zwang sich an Schönes zu denken. Was half da besser, als seine Liebste in den Arm zu nehmen und sie innig zu küssen. Zur Krönung des Tages und aus einem tiefen Gefühl heraus, trug er Gina noch einmal über die Schwelle des Puppenhauses.

„Lass uns das als ein Symbol gelten: Die Schwelle des Glücks, die uns in ein glückliches Leben führt, uns den Zusammenhalt symbolisieren, unsere Kinder beschützen und uns Kraft und Gesundheit geben soll, komme was da wolle!" Peter schwelgte so sehr, dass Gina mit großen Augen zu ihm aufblickte, um zu sehen, ob das wirklich ihr Peterchen ist, der solche berührenden Worte an ihr Herz trägt. Sie war gerührt und Peter erging es ebenso und darum beteuerte er: „Nichts und Niemand wird uns hier vertreiben, ich will immer bei euch bleiben!" Und als sie ein Zeitchen später dicht aneinander gekuschelt im Bett lagen, schliefen sie Hand in Hand glückseelig ein. Das war nach den turbulenten Tagen für beide pure Erholung. Der Körper nahm sich, was er benötigte.

Peter stand bei seinem Übernachbarn Kalle Neumann auf dem Dach. Der hatte ihn gebeten, beim Neueindecken behilflich zu sein. Peter, der immer und jedem behilflich war, konnte natürlich nicht „nein" sagen. Und außerdem hatte er noch etwas gut zu machen, war es doch Kalle, der beim Umbau des Hauses Schmied an erster Stelle agierte. Die Arbeit ging gut voran, was letztlich auch das gute Wetter ausmachte. „Wir müssen vor dem großen Regen, den der Wetterbericht für morgen Nachmittag angekündigt hat, fertig werden", meinte Kalle und stieß dabei auf Zustimmung aller Helfer. „Na klar, das schaffen wir doch bequem" tönte es aus allen Dachwinkeln. „Hier scheinen jede Menge Heinzelmännchen am Werk zu sein" rief eine Stimme zum Dach empor. „Halt, wer spricht da?" Kalle hatte Gina bereits mit Kinderwagen und Kind mit Dreirad herankommen sehen. Gern scherzte er mit seinen Mitmenschen, dafür war er bekannt und dafür mochte ihn jeder. „Sieh nur meine Gute, hier sind nur fleißige Handwerker am Werk. Kennst du noch das alt bekannte Lied aus unseren Schultagen?: „Wer will fleißige Handwerker sehn? Der muss zu Kalles Häuschen gehen!" Darauf ist Klein Ina natürlich aufmerksam geworden und wollte das genau wissen. Ihre Mama musste ihr das Lied dann mehrfach vorsingen und schon bald waren ihr die meisten Worte allgegenwärtig.

„Das Gute am Sommer ist, dass es lange hell ist", meinte Kalle, als alle am späten Abend vor dem Haus standen und das neue Dach bewunderten. „Das wird uns alle überleben, mein Lieber", freute sich Kalle und klopfte Peter auf die Schulter. Diese Aussage war absolut nachhaltig.

Genau 24 Stunden später atmete Kalle nicht mehr. Er war einfach so tot umgefallen. Das war ein Schock, als plötzlich ein Martinshorn durch die Straße gellte und jeder aus dem Haus getreten war, um zu sehen, was los sei. „Der Kalle" hieß es nur. Niemand wollte glauben, was da so durchgesickert war. „Das kann doch nicht wahr sein, das glaube ich nicht, doch nicht Kalle, den wirft nichts so schnell um", war die Quintessenz eines jeden. Doch, alles Ungläubige wurde gnadenlose Wahrheit. Es war unumstößlich: „Kalle ist tot"
Nicht nur die Bewohner der Straße standen allesamt unter Schock. Wie ein Lauffeuer hatte sich diese schreckliche Nachricht im gesamten Ort breit gemacht.

An diesem Abend saß Familie Schmied still beim Abendessen. Niemand hatte Worte gefunden, darüber zu sprechen bzw. eine Wertung dessen vorzunehmen. Es war doch erst wenige Wochen her, dass sie selbst einen großen Verlust hinnehmen mussten, den sie persönlich noch nicht gänzlich verarbeitet hatten. Der Schock, der Schmerz, das Nichtverstehen hatte Peter so stark eingenommen, dass er nur zusammengekauert am Tisch sitzen konnte, keinen Bissen hinunter bekam und sinnierte. Es kratzte erneut gewaltig an seiner gebeutelten Seele. Und wieder die Frage, die er sich natürlich nicht beantworten konnte: „Was muss noch passieren – wieviel kann ein Mensch aushalten. Und warum trifft es einen so geballt – was will das Schicksal von mir? Ich war immer ein redlicher Mensch, habe mir nie etwas zu schulde kommen lassen – Es muss doch endlich mal Ruhe eintreten – das ist alles, was ich mir wünsche und das ist nicht zu viel!"

Der Tag der Trauerfeier war ein schwarzer Tag. Und das sogar vom Wetter. Ein schwüler Sommertag kündigte mit wolkenverhangenem Himmel Schlimmes an. Die Wolken wurden immer dunkler und als man Kalle der kühlen Erde übergeben hatte, grollte „Petrus" so laut, dass alle bei ihm um Nachsehen baten. Denn, das hatte Kalle nun wirklich nicht verdient - darüber war man sich an der anschließenden Kaffeetafel einstimmig einig.

Die ersten Blätter fielen von den Bäumen. Peter fiel in eine lange Phase von Unwohlsein mit ihm bereits bekannten Symptomen. Dieses Mal konnte er die Schmerzen nicht unterdrücken, so dass Gina davon nichts mit bekam. Dass er Atemnot hatte, sah sie ihm förmlich an und die Schmerzen in der Brust konnte er ihr nicht länger verheimlichen. Ja, ihm selbst waren sie so unheimlich geworden, dass er von sich aus Dr. Hansen aufgesucht hatte. Dr. Hansen nahm die Angelegenheit sehr ernst und riet dringend zu einer Aufnahme ins Krankenhaus. „Damit ist jetzt nicht zu spaßen mein Lieber". Er schrieb einen Krankenschein aus und machte ein Bett auf Station klar. „Wir müssen als erstes ein EKG machen und bei Auffälligkeiten werden wir die Herzkranzgefäße untersuchen", hatte er Peter auf dessen Nachfrage zu den Behandlungen erklärt und dass er eher auf ein „Broken-Heart-Syndrom" als auf einen Infarkt tippt.

„Ja, das kenne ich bereits – ist ja auch kein Wunder – ich bin in den letzten Wochen nicht zur Ruhe gekommen." Peter erzählte Dr. Hansen von den Vorfällen mit seinem Vater und Kalle Neumann. Das alles hatte ihn wieder gehörig aufgewühlt, nicht schlafen lassen und in ein Trauma versetzt. Dr. Hansen hatte Peter nicht mehr nach Hause entlassen, sondern gleich ins Krankenhaus eingewiesen. Dieses Mal könne es etwas länger dauern, hatte Herr Doktor vorausgesagt.
Peter musste Gina verständigen. Er benötigte einige Dinge für den Krankenhausaufenthalt. Er lief durchs Haus und suchte einen Münzfernsprecher, um bei Frau Rohde anzurufen. In der Lobby wurde er nach fünfzehn Minuten fündig. Hier beweist sich einmal mehr, wie die „Handyzeit" heutzutage

unser Leben bereichert und erleichtert - wie wichtig und nicht mehr wegzuzdenken sie doch ist. Zu der damaligen Zeit war es unvorstellbar, dass einmal fast jeder Mensch in Deutschland ein Handy besitzen wird. Eine Entwicklung, die positive, aber auch negative Aspekte mit sich brachte. So mancher Notruf übers Handy kann eben auch schneller Menschenleben retten.

Als bei Frau Rohde in der Poststelle das Telefon klingelte, hielt sie gerade ihre Schalterstunde ab. „Schon wieder eine Hiobsbotschaft Peter, nun reicht es aber bald. Hättest dir wirklich etwas anderes aussuchen können!" Sie versprach natürlich, Gina schonend den entsprechenden Bescheid zukommen zu lassen. Sorgfältig schrieb sie Peters Bestellung und Mitteilung auf einen Zettel, Sie wünschte ihm gute Besserung – er solle keine Dummheiten machen und bald wieder nach Hause kommen, denn immerhin warten die lieben Kleinen auf ihn. Sie erzählte ihm, wie herzlich sie heute von Tom angelächelt wurde, als sie die Post ins Schmiedhaus gebracht hatte,wo er doch soo süß und vor allem artig in seinem Kinderstühlchen saß, wurden Peters Augen feucht. „Ja, ist schon gut Frau Rohde – vielen Dank – ist sehr, sehr nett von Ihnen ..."

„Musste sie mir das noch erzählen? Das war nun nicht gerade wohltuend, ist sowieso alles schwer genug. Gina ist nun mit allem allein – mir sind die Hände gebunden. Hoffentlich dauert das hier nicht so lange." Auf dem Weg in sein Zimmer wäre er beinahme mit der Oberärztin zusammengestoßen, weil er den Kopf gedankenverloren nach unten statt vorwärts schauend gehalten hatte. „Hoppla junger Mann – kann ich Ihnen helfen?" Erst da kam er zu sich. „Nein, danke, Entschuldigung!" Peinlich berührt rannte er so schnell er konnte in das ihm zugewiesene Zimmer.

Bei einer Visite nach drei Tagen intensiver Untersuchungen bekam Peter die Diagnose, dass die Pumpleistung seines Herzens eingeschränkt ist. Die Durchblutung wird dadurch herabgesetzt, der Körper bekommt zu wenig Blut. Mit all den weiteren Folgen und weil sich in der starren Herzspitze Blutgerinsel bilden und evt. ins Gehirn geschleust werden können, kann es zu einem Schlaganfall kommen. Zwar ist es selten, aber es kann sogar passieren, das die Herzwand einreißt. „Das alles wollen wir vermeiden!“
Es besteht immer noch die Möglichkeit, dass ihre Krankheit völlig ausheilt, ohne dass Schäden am Herzen zurückbleiben Herr Schmied. Ich empfehle daher die Einnahme von Betablockern und Ruhe, Ruhe, Ruhe – vor allem, keine schwere Arbeit mehr.“ Dr. Schröder, der Chefarzt der Kardiologie hatte Peter hart aber herzlich ins Gewissen geredet. Dass Peters Beschwerden seelischen Ursprungs waren, hervorgerufen durch verstärktes Ausschütten von Stresshormonen, war unumstößlich – da musste nun unbedingt gegengesteuert werden.

Die wirkungsvollste Maßnahme dazu war der Krankenhausaufenthalt von drei Wochen, der ihm wohlgetan hatte. Die Ärzte hatten sich nicht gescheut, ihn für ein halbes Jahr krank zu schreiben. Für seine Familie, besonders für die Kleinen, war es angenehm, dass der Papa zu Hause war und mit ihnen spielen und Spaß machen konnte. Aber auch für Peter war das dann wie Herzbalsam von besonderer Güte. Einmal sagte er zu Gina, weil er es so empfand und nicht für sich behalten wollte: „Eine Keimzelle des Glücks wuchert jetzt statt Schmerz in meiner Brust, liebe Gina“, worüber sie natürlich sehr erfreut war. Aber ihre Erkenntnis: „Ich denke die Keimzelle hast du schon lange in dir, nur, sie war in den letzten Jahren verkümmert“, verkörperte die reine Wahrheit. „ Aber nun soll alles anders, alles besser werden, wirst sehen!“ rief Peter laut aus und hob Gina dabei in die

Luft, dass es den Kindern unheimlich wurde und sie um ihre Mama bangten. „Lass das!", rief Gina und strampelte mit den Beinen - „Du sollst doch nicht schwer heben, Schatz!"
„Ja, du hast gewonnen, ich bin schon vernünftig! – manchmal muss man einfach aus seiner Haut!"

Gina lag es am Herzen, dass es Peter gut ging. Wenn schwere Arbeit, wie Holz sägen, Garten umgraben, Kohlen tragen ... zu erledigen war, versuchte sie es in Zeiten zu legen, wenn Bekannte oder Verwandte kamen, die dann gern halfen. Jochen kam jetzt öfter vorbei, um seine Hilfe anzubieten. Dafür waren Schmieds ihm unendlich dankbar.

Ein Tag im Herbst: Jochen war gekommen, um die Kohlen für den bevorstehenden Winter in den Keller zu schaufeln. Peter durfte dabei nur zusehen. Das kratzte an seiner Männerehre. Aber es nützte nichts, von allen Seiten kamen Verbote, nur eine einzige Kohle anzufassen.
Als die Kohlen im Keller waren, sie bei Gina in der Küche saßen und sich Kaffee und Kuchen schmecken ließen, überkam Peter große Freude und Dankbarkeit, dass er Jochen ein Kompliment machen musste: „Freunde sind richtige Freunde, wenn sie da sind, wenn man sie braucht! So ein Freund bist du lieber Jochen. Ich bin stolz auf dich!" Das sollte Jochen wissen, das lag Peter sehr am Herzen. Und dann lagen sie sich freundschaftlich in den Armen und versicherten sich gegenseitig, dass ihre Freundschaft immer so bleiben werde.

1974: Wie zu jedem Jahresanfang wünschte man sich wieder und überall hauptsächlich Gesundheit. Sie haben bei jeder Art von Gratulationen und Wunschtiraden den absoluten Vorrang. Wer konnte diese Wünsche, wenn sie dann halfen, nicht besser gebrauchen als Peter. In der Situation, in der er sich befand, kam er an keinem Menschen vorbei, der nicht Wünsche dieser Art für ihn hatte.

Ob das vielleicht doch ein gutes Omen war?: Das Jahr hatte schon beträchtlich an den Tagen geknabbert, als Peter eine Gesundschreibung von seinem Arzt erhalten hatte. Darüber war er nicht nur froh, nein, über alle Maßen glücklich. So schön es auch zu Hause ist, aber ein Mann gehört zu seinem Beruf. Er muss Leistungen vollbringen, muss sich beweisen. Das jedenfalls war immer auch Peters Standpunkt. Voller Elan ging er seiner Arbeit nach. Die kleine Elektrolok, an die er leere oder voll beladene Wagen gekoppelt hin und her bewegte, lief surrend Stund um Stund. Und während sie hin und her lief, hatte Peter viel Zeit seine Gedanken fließen zu lassen. Zu viel Zeit, denn außer einigen mechanischen Eingriffen, war es die kleine E-Lok, die die meiste Arbeit bewältigte.

Die Familie unternahm in diesem Jahr so oft es ging, wieder Ausflüge in die Natur und bei gutem Wetter hauptsächlich zum Badesee. Geschickt steuerte Gina die wenige freie Zeit, die der Familie blieb. Nicht nur für Peter war das Balsam auf die Seele – und darauf kam es ihr besonders an. Auch die Kleinen waren dann immer förmlich aus dem Häuschen. Sie liebten das Wasser so, wie die meisten Kinder. Wenn das Wetter mal nicht zum Baden einlud, ging es in den Wald, Pilze suchen oder man machte einen Besuch bei Verwandten oder Freunden.

Leider blieb Peters Gesundheit nicht stabil. Es war ein Auf und Ab – so dann auch die Gesund- und Krankschreibungen. Er musste oft wochenlang pausieren. Während einer Krankschreibungsphase bekam er eine Anfrage von der Gemeindefriedhofsverwaltung, ob er bei einer Bestattung helfen könnte, weil ein Kollege ausgefallen war.
Das eine Mal würde er schon schaffen, dachte er und sagte zu. NEIN zu sagen fiel ihm immer und überall schwer. Er wollte es jedem recht machen, und er half gern so gut er

konnte. Seine Gutmütigkeit wurde ausgenutzt und so blieb es nicht bei dem einem Mal.
Meistens fühlte er sich nach seinen Einsätzen auf dem Friedhof nicht besonders gut. Solche Orte hatte er in seinen jungen Jahren schon viel zu oft gegen seinen Willen aufsuchen müssen, und warum er das nun freiwillig tat, konnte Gina so gar nicht verstehen.

Ginas Gespür, dass ihm das so gar nicht wohl tat, sollte sich eines Tages bestätigen. Ein Spaziergang mit den Kindern führte sie am Friedhof vorbei. Dort war gerade eine Beerdigung zu Ende gegangen. Schon von weitem sah sie jemanden auf einer Bank vor dem Friedhofzaun sitzen. Näher kommend, sah sie ihren Peter, der mit gesenktem Kopf dasaß und nach Luft rang. Ihr Herz wollte sich überschlagen, ihr wurde Angst – sie lief so schnell sie konnte, auf Peter zu. „Was ist mit dir mein Schatz? Hier, trink!" Sie hielt ihm eine Flasche Mineralwasser hin, die sie immer im Kinderwagen mit sich führte. Nun hatte es sich bestätigt, was sie schon lange vermutete. „Du musst das hier sofort einstellen – denk an deine Gesundheit – an unsere Kinder – wir brauchen dich!"

Sie hatte eine riesige Angst um ihn. „Es wird doch hier im Ort noch andere gesündere Leute geben, die das übernehmen könnten" erklärte sie Peter mit Nachdruck. Sie selbst würde sich an die Friedhofsverwaltung wenden, wenn er das nicht übers Herz brächte, dort auszusteigen. Und, dass er das tun wollte, versicherte er ihr an Ort und Stelle. „Nächste Woche gibt es noch einen Termin – ich habe versprochen zu helfen – das wird dann mein letzter Einsatz sein – kannst mich beim Wort nehmen – ich verspreche es dir!" Gina war einverstanden. Und dann kam der 21. 09. 1974:
Es war ein freundlicher Septembervormittag, als Peter mit den Kindern ins Grüne ging, um Löwenzahn zu rupfen. Die Postfrau Frau Rohde kreuzte ihren Weg und grüßte

freundlich von ihrem Postfahrrad. Herr Krüger kam mit seinem Pferdewagen. Er hatte Stalldung geladen und war auf dem Weg zu seinem kleinen Acker, der unweit des Puppenhauses lag. Tom war beim Anblick der Pferde kaum zu halten. Mit seinen knapp zwei Jahren war bei ihm schon eine ausgeprägte Vorliebe zu Tieren zu erkennen, was nicht nur seinen Vater stolz machte. Seine „große" Schwester, die nun fast vier Jahre war, hatte maßgeblichen Anteil daran. Ob Hund, Katze, Pferd ... jedes Tier brachte sie ihm näher. Die meisten Tiere kannte Tom schon aus den vielen Tierbüchern, die in ihrem Kinderzimmer reichlich vorhanden waren und die sie sich fast täglich ansahen. Tom war jetzt in dem Alter, in dem er sich von seiner Schwester Gutes wie weniger Gutes beibringen ließ. Das gehörte nun einmal zum Erwachsenwerden sahen die Eltern ein, rückten aber alles gerade, was geradegrückt werden musste. Sie sahen ihre beiden mit Freude heranwachsen.

Peter hatte sich zu seinem „letzten" Einsatz auf den Friedhof von Gina verabschiedet. „Sei nicht böse, es ist wirklich das letzte Mal, mein Schatz. Ab dann werde ich mich nur noch schonen – es muss doch mal besser werden". Das hoffte inständig auch Gina, die ihn nicht gern gehen lassen wollte.

Die Beisetzungsfeierlichkeiten liefen in gewohnter Folge ab. Als die vier Sargträger den Sarg herab ließen, begann einer von ihnen plötzlich zu taumeln. Alle glaubten, er wäre wegen des weichen Bodens am Rand der Sarggrube weggerutscht. Dem war aber nicht so. Er, Peter, war einfach umgefallen und regungslos liegengeblieben. Alle Anwesenden waren zu tiefst geschockt. „Macht denn hier keiner etwas?" Jochen, Peters bester Freund, der zu den Trauergästen gehörte, hat die Angelegenheit durchschaut. Er raffte Peter auf und hiefte ihn auf eine Rasenfläche. Jochen zog seine Jacke aus, legte seinen Freund darauf und prüfte seine Ansprechbarkeit. Einen Puls konnte er nicht erfühlen.

„Jemand muss nach dem Krankenwagen telefonieren!" schrie er. Ein Jemand hatte schnell ein Fahrrad parat und fuhr damit im Eiltempo zur Poststelle, um medizinische Hilfe anzufordern.

Der Krankenwagen hatte dreizehn Kilometer zurückzulegen, war aber immerhin nach vierzig Minuten mit einem Arzt vor Ort. Ob ihnen die Schwere des Einsatzes so bewußt war, blieb zu bezweifeln.
Mit allen Mitteln und Möglichkeiten bemühte sich der Arzt um Peters Leben – es war vergebens - er konnte nichts mehr für ihn tun.

Er starb am gebrochenen Herzen.

Nach dreieinhalb Jahren ist er Liesel gefolgt.

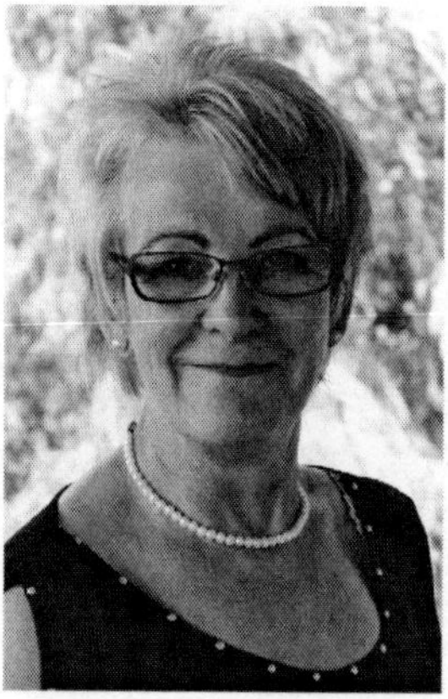

Heide Gerlach wurde 1952 im brandenburgischen Gransee als Tochter eines Stellmachers und einer Fleischermamsell geboren. Mit weiteren drei Schwestern wuchs sie in Grosswoltersdorf im damaligen Bezirk Potsdam auf, wo alle Geschwister die Polytechnische Oberschule besuchten. Bei der Deutschen Reichsbahn erlernte sie den Beruf eines „Betriebs- und Verkehrseisenbahners". 1970 heiratete sie nach Röbel/ Müritz, wo sie eine Ausbildung zur Staatlich geprüften Sekretärin absolvierte und von 1972 bis 1989 in diesem Beruf arbeitete. Seit 1989 ist Heide Gerlach selbständig und leitet in Röbel/Müritz das Hotel/Restaurant „Seglerheim".